Aus der Klinik und Poliklinik für Mund-, Kiefer- und Gesichtschirurgie
der
Albert-Ludwigs-Universität Freiburg i. Br.

Biokompatibilität resorbierbarer Polymere in der Mund-, Kiefer- und Gesichtschirurgie
Eine evidenzbasierte Analyse

INAUGURAL-DISSERTATION
zur
Erlangung des Zahnmedizinischen Doktorgrades
der Medizinischen Fakultät
der Albert-Ludwigs-Universität
Freiburg i. Br.

Vorgelegt 2004
von Dr. med. Niels Liebehenschel
geboren in Füssen

Dekan	Prof. Dr. J. Zentner
1. Gutachter	Prof. Dr. Dr. R. Schmelzeisen
2. Gutachter	PD Dr. Dr. E. Rose
Jahr der Promotion	2004

From the AO Development Institute, Davos
Schwitzerland
Director: Dr. N. Suhm

Niels Bernd Liebehenschel

Biocompatibility of resorbable polymers in Oral and Maxillofacial Surgery
An evidence-based analysis

ibidem-Verlag
Stuttgart

Bibliografische Information Der Deutschen Bibliothek

Die Deutsche Bibliothek verzeichnet diese Publikation in der Deutschen Nationalbibliografie; detaillierte bibliografische Daten sind im Internet über <http://dnb.ddb.de> abrufbar.

∞

Gedruckt auf alterungsbeständigem, säurefreien Papier
Printed on acid-free paper

ISBN: 3-89821-364-1

Printed in Germany

... für meine Frau

ABKÜRZUNGEN

AC	Akromioklavikulargelenk
ACL	Anterior cruciate ligament
ADI	AO Development Institute
AO	Arbeitsgemeinschaft für Osteosynthesefragen
CH	Confoederatio Helvetica, Schweiz
CID	AO Clinical Investigation and Documentation
DTE	Desamino Tyrosin Ethyl
EBM	Evidenzbasierte Medizin
IT	Information Technology
LV	Laborversuch
MBA	Master of Business Administration
MG	Molekulargewicht
MKG	Mund-, Kiefer- und Gesichtschirurgie
PDS	Polydioxanonsäure
PGA	Polyglykolidsäure
PLA	Polylaktidsäure
SR	Self reinforced
TV	Tierversuch

Inhaltsverzeichnis

1. Einleitung

Die Biomaterialforschung befasst sich mit resorbierbaren künstlichen Substanzen, die menschliches Gewebe ersetzen oder stützen sollen. Die frühesten Berichte über resorbierbare Materialien stammen aus den Jahren 4000 v. Chr. von Edgar Smith, der Papyrus als Nahtmaterial beim Wundverschluss einsetzte. In den Jahren 2000 v. Chr. wurde Papyrus als Knochenersatzmaterial erstmals eingesetzt. Im Jahr 1900 wurde natürliches Gewebe, wie Amnion und Plazenta als Hautersatz vorgeschlagen.

Die Entwicklung der Polymerindustrie in der Nachkriegszeit hatte die Herstellung einer großen Anzahl neuer Materialien zur Folge. Anfänglich beschränkte sich die Suche auf biologisch inaktive Polymere, wie Dakron, Teflon oder Silastik. Zu dieser Zeit galt die biochemische Inaktivität als notwendige Vorraussetzung für die Biokompatibilität. In den 80. Jahren erkannte man, dass kein Material biologisch vollständig inaktiv ist (Pulapura S und Kohn J 1992). Heute spielen resorbierbare Materialien eine immer wichtigere Rolle in der Medizin (Surpure SJ et al. 2001).

Bei der Anwendung resorbierbarer Polymere zur Knochenfixation soll ein entzündungsfreier Abbauprozess und eine rückstandsfreie Materialresorption möglich sein. Copolymere vielfältiger Mischungen aus Poly-L-Laktidsäure (PLLA) und Polyglykolidsäure (PGA) wurden in experimentellen und orthopädischen Anwendungen erprobt (Bostman O et al. 1992, Bostman OM et al. 1995, Bucholz RW et al. 1994, Dijkema AR et al. 1993, Eitenmuller J et al. 1996, Kumta SM et al. 1992, Majola A et al. 1991, Partio EK et al. 1992, Pistner H et al. 1994, Rehm KE et al. 1994, Singhatat W et al. 2002, Tuompo P et al. 1997, van der Elst M et al. 1995, van der Elst M et al. 1999, van der Elst M et al. 1996, Weiler A et al. 1996). Diese Copolymere bieten die Möglichkeit Abbaurate und mechanische Eigenschaften durch Wechsel der PLLA-PGA Mischung zu verändern. Durch entsprechende Mischungsverhältnisse sind spezielle Knochenfixations- und Weichteilverankerungssysteme produzierbar (Eppley BL und Reilly M 1997).

In der Mund-, Kiefer- und Gesichtschirurgie sind bioresorbierbare Materialien länger als 10 Jahren in der Anwendung. Die drei gebräuchlichsten Materialien sind Polylaktide (PLLA), Polyglykolide (PGA) und Polydioxanon (PDS). Primär kamen diese Materialien als Nahtmaterial zur Anwendung, heute werden Stifte, Platten, Schrauben, Dübel und Membranen verwendet (Suuronen R et al. 1998).
Die Unterschiede der Implantatlokalisation erklären die unterschiedlichen Weichteilreaktionen. Lokale Gewebetoleranz, die Transportkapazität des Gewebes oder der Widerstand gegen den osmotischen Druck sind bedeutsame Faktoren für das Auftreten von Spätkomplikation. Implantatbedingte Faktoren, wie Größe, Dicke und Oberflächenstruktur beeinflussen die Abbauprozesse (Cordewener FW et al. 1996).

2. Methoden

Aus der derzeit verfügbaren Literatur über Polymere und ihrer Copolymere sollen die Artikel mit der zurzeit höchstmöglichen externen Evidenz erfasst werden.
Eine evidenzbasierte Analyse der in den letzten 10 Jahren erschienenen Artikel wurde anhand elektronischer medizinischer Datenbanken durchgeführt. Die Gesamtzahl der erschienen Artikel wird nach Metaanalysen, randomisierten kontrollierten Studien sowie klinischen Studien unterteilt.

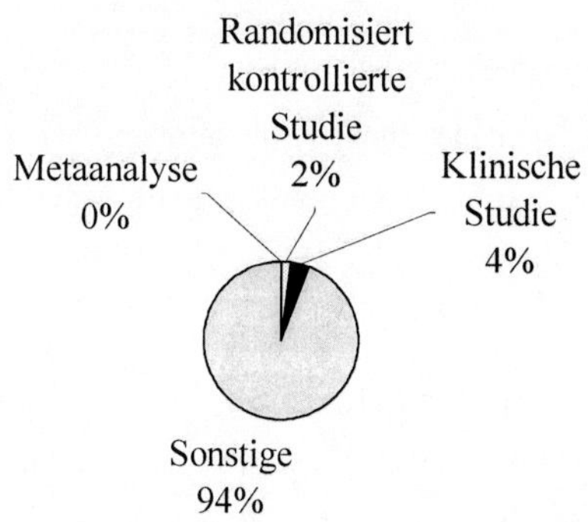

Abbildung 1: Evidenzbasierte Analyse der erschienen Artikel

Den höchsten Qualitätswert in der evidenzbasierten Medizin (EBM) hat die Metaanalyse, die sich in weniger als 1% der erschienen Artikel findet. Auf einem niedrigeren Qualitätslevel wurden randomisierte kontrollierte Studien in 2%, klinsche Studien in 4% publiziert. 94% der Publikationen können als Fallberichte, Übersichtsarbeiten, Expertenmeinungen und praktische Leitlinien klassifiziert werden.
Das wissenschaftliche klinische Interesse an bioresorbierbaren Polymeren und Copolymeren im chirurgischen Einsatz verdeutlicht die große Zahl von 156336 Artikeln im Jahr 2001. Die Qualität der Publikationen auf diesem Gebiet befinden sich auf

niedrigem Level der EBM, da die Summe der Metaanalysen, randomisierte kontrollierte und klinische Studien unter zehn Prozent liegt.

Dabei wird der Fokus auf die möglichen Neben-, Langzeitwirkungen, lokale und systemische Wirkungen und die Biokompatibilität sowie das Degradations- bzw. Resorptionsverhalten bei der Anwendung resorbierbarer Materialen gelegt. Darüber hinaus soll das geeignetste Material für die jeweilige Anwendung verschiedener Körperregionen gefunden werden.

Die Identifizierung relevanter Literaturquellen erfolgte in 2 Ansätzen.

Zunächst wurden Literaturquellen im Rahmen einer systematischen Übersicht mittels elektronischer medizinischer Datenbankanalysen gesucht. Die gefundenen Quellen wurden anhand der Titel und Zusammenfassungen in die Literaturrecherche integriert, wenn folgende Kriterien berücksichtigt wurden:

- Eingeschlossen wurden Übersichtsartikel, Publikationen über klinische und randomisiert prospektive oder retrospektive Studien. Fallberichte und Expertenmeinungen fanden nur Erwähnung, wenn sie zusätzliche wichtige Informationen geben konnten.
- Inhaltlich mussten sich die Artikel mit den (Spät-) Folgen resorbierbarer Materialien bzw. ihrer Resorption und deren Biokompatibilität beschäftigen.
- Eingeschlossen wurden Artikel der letzten 10 Jahre.
- Die Artikel mussten in deutscher oder englischer Sprache vorliegen.
- Primär erfolgte die Auswertung der Patientenstudien, sekundär wurden Tierversuche ergänzend hinzugenommen. Und bei ungenügendem Informationsgehalt der Studien wurden experimentelle Arbeiten erwähnt.

Die gefundenen Artikel wurden hinsichtlich ihrer Evidenzgrade geordnet und ausgewertet. Dabei wurde die Evidenzstärke nach dem Schema der Agency for Health Care Policy and Research angewendet. Die Kriterien für die Zuteilung eines Evidenzgrades erfolgt nach den Richtlinien von David Sackett (Sackett DL et al. 1999):

I Meta-Analysen oder systematische Reviews der randomisiert, kontrollierten Studien (RCT)

Evidenz aufgrund mindestens einer gut angelegten, kontrollierten Studie mit Randomisierung

II Follow up Studien (Cohort Studien)

Vergleichsstudie, bei der keine Randomisierung erfolgt, sondern die Therapieentscheidung durch Arzt oder Patient erfolgt.

III Beobachtungsstudien (Case control Studien)

Evidenz aufgrund mindestens einer gut angelegten, quasi-experimentellen Studie ohne Randomisierung

IV Beschreibungsstudien/Fallstudien (Case series)

Evidenz aufgrund gut angelegter, nicht-experimenteller deskriptiver Studien

V Fallberichte (Case reports)

Expertenmeinungen

3. Material

3.1. Medizinische Datenbanken

In der vorliegenden Untersuchung wurden Artikel ausgewählt, die eines oder mehrere der folgenden Schlagwörter im Titel oder im Schlagwortverzeichnis beinhalteten: biocompatibility, bioresorption, biodegradation, absorbable, bioabsorbable, resorbable, bioresorbable, biodegradable and implants (exclusive des Wortes: suture) (Pietrzak WS et al. 1997).

Die Literatursuche erfolgte über elektronische medizinische Datenbanken, die über das Internet zur Verfügung gestellt werden.

PubMed

PubMed, ein Service der National Library of Medicine bietet einen Zugang über 12 Millionen MEDLINE Zitaten an. Die elektronisch erfassten Artikel reichen bis in das Jahr 1965 zurück. Zusätzlich werden naturwissenschaftliche Journals berücksichtigt. PubMed offeriert Links zu den Volltextversionen der Artikel oder zu vergleichbaren Quellen.

Embase

Embase bietet eine qualitativ hochwertige, aktuelle und gültige biomedizinische und pharmakologische Informationsquelle. Mit mehr als 15 Millionen Einträgen, entnommen aus der internationalen Literatur findet man in EMBASE.com den Zugang dazu. Ergänzt wird die Datenbank durch MEDLINE Zitate, die bis in das Jahr 1966 zurückreichen. Der selbsteingerichtete EMBASE.com Zugang erbringt ein sofortiges Suchergebnis und wird täglich aktualisiert.

Cochrane Library

Die Cochrane Library beinhaltet die Cochrane Database of Systematic Reviews, die eine systematische Übersicht mit Hilfe der Cochrane Collaboration durchführt.

3.2. Resorbierbare Polymere im klinischen Einsatz

3.2.1. Überblick

Bioresorbierbare Materialien kommen in folgenden medizinischen Einsatzgebieten zur Anwendung:

- Chirurgisches Nahtmaterial
- Osteosynthesematerialien
- Träger für tissue engineering Materialien, Wachstumsfaktoren oder Medikamente

Bioresorbierbaren Materialien für die Frakturfixation sind hoch molekulare Polymere. Die bekanntesten sind PGA, PLLA und Dioxanon. Daraus können Homopolymere (in denen nur eine Art von Monomer zum Aufbau des Polymers verwendet wird) und Copolymere (in denen mehr als ein Monomer verwendet wird) hergestellt werden. Viele andere bioresorbierbare Materialien sind zurzeit in unterschiedlichen Entwicklungsstadien wie das Polytyrosin Carbonat (Pietrzak WS et al. 1996).

Polylaktidsäure (PLA)

Polylaktidsäure (PLA) ist ein α-Polyester, das als bioresorbierbares Material benutzt wird. Laktidsäure (PLA) ist ein chirales Molekül und liegt in zwei unterschiedliche enantiomeren Formen, L-Laktidsäure und D-Laktidsäure vor. Die Einheiten können in unterschiedlichen Mischungsverhältnissen zusammengesetzt werden und bilden vier Gruppen der Laktat Copolymere:

- Poly L-Laktat (PLLA)
- Poly D-Laktat (PDLA)
- Poly L/D-Laktat (PLDLA)
- Poly L/DL-Laktat (P(L/DL)LA)

L-PLA oder PLLA ist das am häufigsten gebräuchlichste Stereoisomer in der biomedizinischen Anwendung, dessen Endabbauprodukt, Laktidsäure ein Zwischenprodukt im Kohlenhydratstoffwechsel ist und gute mechanische Eigenschaften aufweist. Insbesondere sind dies eine für die Frakturversorgung ausreichende Biege-, Ausreiß- und Zugfestigkeit. Poly D-Laktidsäure (PDLA) wird mit PLLA copolymerisiert, um bessere Degradationseigenschaften zu erhalten. Hoch molekulares PLA wird durch eine Ringöffnungspolymerisation hergestellt. Das semikristalline PLA ist hydrophober als PGA und besitzt damit eine langsamere Degradationsrate, von Wochen bis Jahren. Wie beim PGA verläuft die Degradation vom Zentrum zur Peripherie. Dabei entsteht eine unzureichend degradierte Hülle (Simon JA et al. 2000).

Polyglykolidsäure (PGA)

Polyglykolidsäure (PGA) ist ein α-Polyester, das für das erste voll absorbierbare synthetische Nahtmaterial im Jahre 1970 entwickelt wurde. PGA ist ein hydrophiles Material, das innerhalb von 2 bis 4 Wochen nach Implantation resorbiert wird. Hochmolekulares PGA kann durch eine Ringöffnungspolymerisation hergestellt werden (Simon JA et al. 2000).

Reines PGA wird in der Osteosynthese in Form von Pins eingesetzt. Der Werkstoff hat sich wegen seines schnellen Festigkeitsverlustes in der Osteosynthese nicht durchsetzen können.

Copolymere mit PGA Bestandteilen haben in der Osteosynthese eine breite Anwendung gefunden.

Laktidsäure und Glykolsäure können ebenso zu einem Copolymer PLLA/PGA (PLGA) zusammengefügt werden.

Die Abbaurate ist abhängig von der relativen Molekularmischung der beteiligten Einheiten. Bei einem hohen Anteil an Laktidsäure ist der Abbau langsamer. Ein Copolymer mit dem Mischungsverhältnis 50/50 wird schneller resorbiert als die reinen PGA oder PLA Grundstoffe.

Polydioxanonsäure (PDS)

Das Material wird in der Fußchirurgie als Pin eingesetzt. Wegen der schnellen Resorption und den aufgetretenen Komplikationen hat sich der Werkstoff in anderen Bereichen der Osteosynthese nicht durchgesetzt.

PDS findet in der Chirurgie als Nahtmaterial und bei der Orbitarekonstruktion als Folie Anwendung.

Polydioxanon (PDS) wurde 1981 als ein monofiles absorbierbares Nahtmaterial eingeführt. Es wird durch Polymerisation aus seinem Monomer, Paradioxanon zu einem farblosen kristallinen Polymer hergestellt (Simon JA et al. 2000).

Poly ε-caprolacton (PCL)

Polycaprolactone ist ein biologisch abbaubares thermoplastisches Polymer und wird aus Rohöl fabriziert. Obwohl es nicht aus regenerativem Rohmaterial hergestellt wird, ist es vollständig biologisch abbaubar.

Polycaprolactone ist widerstandsfähig gegen Wasser, Öl, Lösungsmittel und Chlor. Es besitzt einen zwischen 58 und 60 °C gelegenen Schmelzpunkt und eine niedrige Viskosität.

In der Chirurgie wird Polycaprolactone zur Nahtmaterialherstellung verwendet.

Polytyrosin Carbonat

Das Tyrosin abgeleitete Polycarbonat besitzt eine amorphe Struktur. Es wird den Pseudopolyaminosäuren zugeordnet. Das Polymer ist leicht herstellbar und besitzt einen hohen Grad an Gewebekompatibilität bei der Implantation (Simon JA et al. 1997).

Die Löslichkeit des Tyrosins hängt von der angehängten Ethylkette ab. Bei der Spaltung der Esterkette bilden sich lösliche Produkte, die den Abbau beschleunigen. Dabei kommt es zu einer Erhöhung der hydrophilen Eigenschaften der Polymermatrix, wodurch die Wasseraufnahme begünstigt wird. Die Erhöhung des Säuregehaltes innerhalb der Polymermatrix bewirkt eine weitere Abspaltung der Carbonat- und Esterverbindungen. Die Hydrolyse der Carbonatbindungen führt zu einer instabilen Carbonsäure, welche ferner die Carbondioxid- und Phenolgruppen abspalten. Diese Phenolgruppe ist weniger sauer als die Carboxylsäure, die beim Abbau von Polyestern entsteht (Tangpasuthadol V et al. 2000).

3.2.2. Chemischer Aufbau

Polylaktide

Grundbaustein für die Herstellung von Polylaktid ist Laktat (Milchsäure), welche in zwei spiegelbildlichen Formen vorliegen kann. Man unterscheidet anhand der Stellung der OH-Gruppe, zwischen D- und L-Laktat. Reines L-PLA ist mindestens zu 18% kristallin.

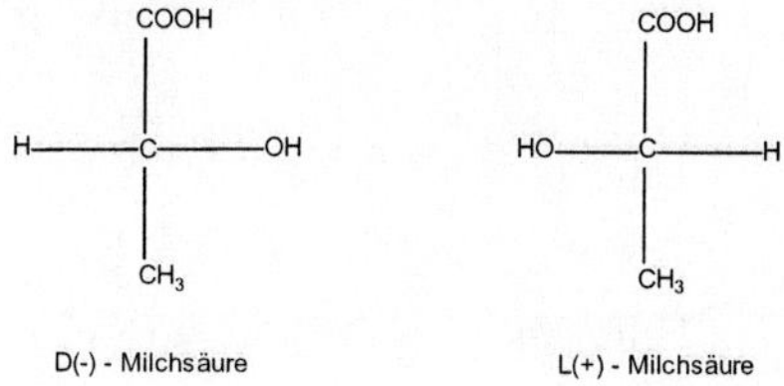

Abbildung 2: Chemische Struktur der Milchsäure (Laktat)

L-Laktat kommt im Blut, im Muskelserum, in der Gallenflüssigkeit, in den Nieren und in anderen Organen des Menschen vor. Auch in aktiven oder verletzten Muskeln wird durch den anaeroben Abbau von Glukose L-Laktat gebildet.

D-Laktat kann nur künstlich hergestellt werden.

Aus der Milchsäure werden durch eine Kondensationsreaktion (Wasserabspaltung) ringförmige Laktide gebildet.

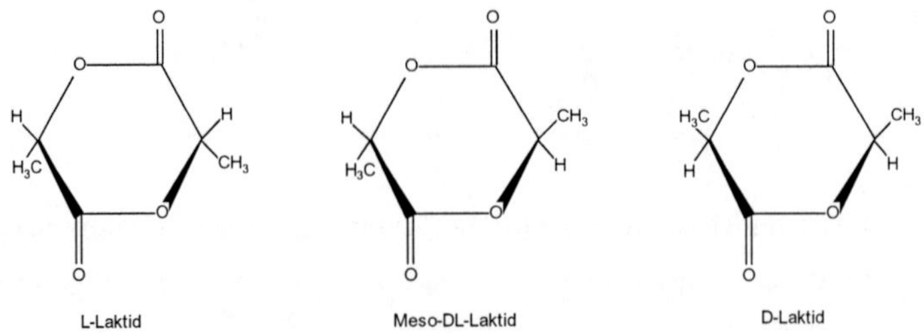

Abbildung 3: Beispiele verschiedener Laktide

Dabei können Copolymere aus L-, D- und DL-Laktid im beliebigen L/D-Verhältnis hergestellt werden.

Durch eine Ringöffnungspolymerisation mit Hilfe eines Katalysators, z.B. Zinkpulver, werden die Laktide zu Polylaktiden verknüpft.

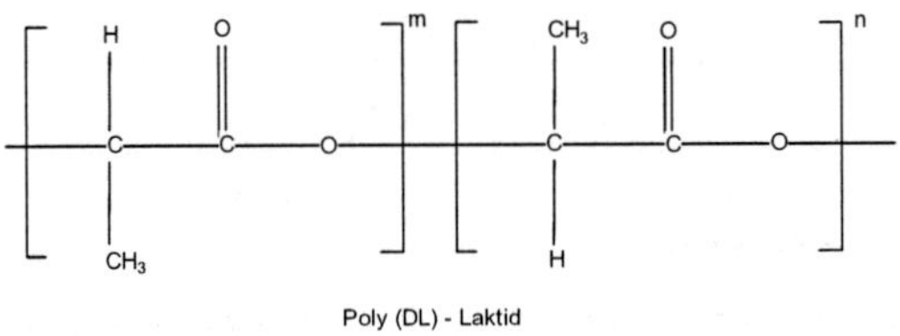

Abbildung 4: Chemische Struktur für PDLLA

Polyglykolide

Polygykolide gehören wie die Polylaktide in die chemische Familie der aliphatischen Polyester. Sie haben pro Kettenglied ein C und 2 H-Atome weniger als die Polylaktide.

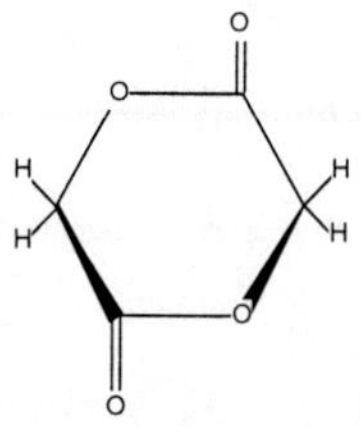

Glykolid

Abbildung 5: Ringförmiges Monomer Glykolid

Die Polymerisation erfolgt wie beim Polylaktid.

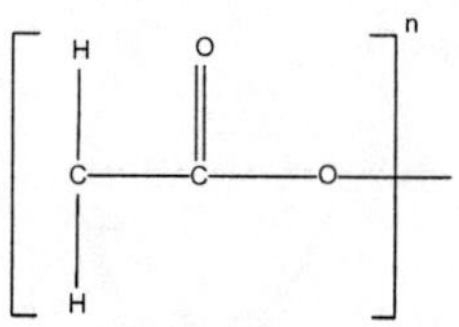

Polyglykolid (PGA)

Abbildung 6: Polyglykolid (PGA)

Polydioxanon

PDS besteht aus Poly-p-dioxanon, einem aliphatischen Polyester, der durch Polymerisierung des Monomers Paradioxanon hergestellt wird.

Poly ε-caprolacton

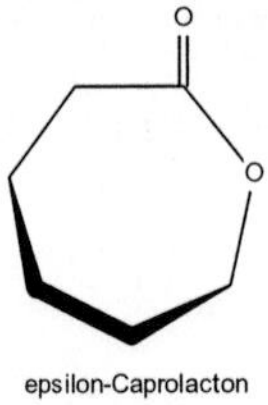

Abbildung 7: ε-Caprolacton

Polytyrosin Carbonat

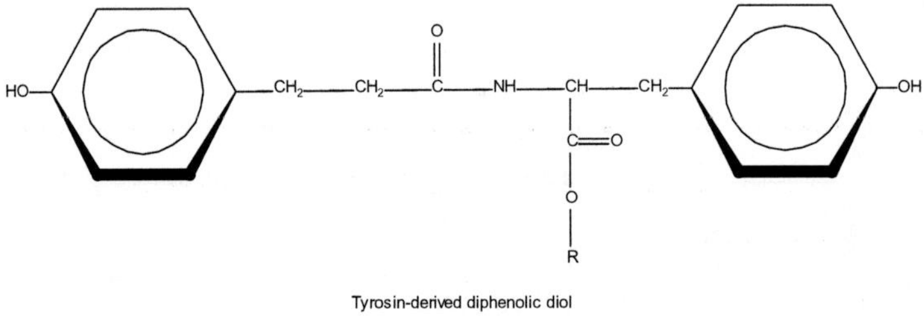

Abbildung 8: Tyrosin Carbonat

Copolymere

Copolymere bestehen aus verschiedenen L-PLA, D-PLA, DL-PLA und PGA Anteilen. Diese Produkte haben unterschiedliche mechanische Eigenschaften und ein unterschiedliches Degradationsverhalten. Klinisch kommen amorphe Verbindungen zum Einsatz. Tabelle 2 zeigt einige Beispiele klinisch eingesetzter Copolymere:

Tabelle 1: Klinisch eingesetzte Copolymere

Copolymere	Produzenten	Mischungsverhältnis
Poly L/D-lactide (PLDLA)		96/4
	Bionx (FL) Biosorb FX Aesculap (D) Isosorb	30/70
	PDLLA	50/50
Poly L/DL-lactide (P(L/DL)LA)	Bionx (FL) Biosorb FX	70/30
		85/15
	Synthes	70/30
PLLA/PGA PLGA	W. Lorenz (FL) LactoSorb	82/18
	Bionx (FL) PediaSorb Biosorb PDX	80/20

Komposit

Komposite bestehen aus verstärkten Fibrillen, die in eine Matrix eingebettet sind. Durch Veränderung von Inhalt und Orientierung der Fibrillen, ist es möglich Implantate mit unterschiedlichen Eigenschaften zu gestalten. Abhängig von den Inhaltsstoffen ist das Konstrukt vollständig oder nur teilweise abbaubar.

In der Literatur werden zwei Haupttypen der resorbierbaren Komposite beschrieben:

1. Komposite aus resorbierbaren Polymeren (Matrixmaterial) verstärkt mit resorbierbaren Keramikfasern. Calciumphosphatfaserverstärktes PLLA und PDLLA zeigen als Komposite gute mechanische Eigenschaften.
2. Polylaktidmatrix Komposite mit verstärkten Polyglykolidfibrillen.

Die Herstellung einer suffizienten Verbindung zwischen Matrix und Fibrillen ist Schwerpunkt in der Komposit Forschung. Insuffizient Verbindungen besitzen geringe Festigkeit- und Ermüdungseigenschaften. In der Materialforschung wird die Verbindung üblicherweise durch Adhäsionspromotoren, z.B. durch Silane oder Titane unterstützt, die eine Bindung zwischen der Matrix und den Fibrillen eingehen. Adhäsionspromotoren sind zumeist hoch toxisch und eignen sich deshalb nicht als Biomaterial. Insuffiziente Verbindungen limitieren die Anwendungen älterer resorbierbarer Komposite, da es zwischen den Matrix- und Fibrillenverbindungen zu einer schnellen Wasserdiffusion entlang der Polymerfibrillen kommt und das Interface schwächt. Dies führt zu einem schnellen Stabilitätsverlust des Komposites (Tormala P et al. 1991).

Törmälä et al. (Tormala P et al. 1991) entwickelten das Konzept der self reinforced Kompositematerialien. Sie verwenden das kommerzielle Material PGA als Basisrohmaterial und produzieren self reinforced zylindrische Stäbe aus PGA und verbanden diese Fibrillen unter hoher Temperatur und Druck miteinander. Die verstärkten Fibrillen sind aus demselben Material wie die resorbierbare Matrix. Es werden keine weiteren Adhäsionspromotoren gebraucht. Daraus entstehen die sogenannten self reinforced Materialien (SR PGA, SR PLA) (Simon JA et al. 2000).

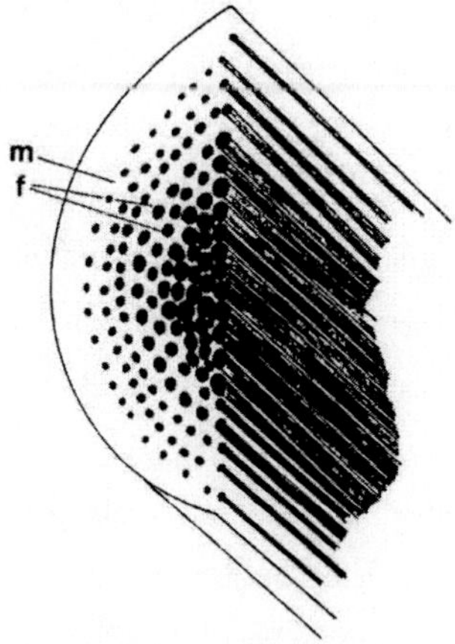

Abbildung 9: Schema eines self reinforced Komposite, bestehend aus der Matrix (m) und den parallelen reinforced Fibrillen (f)

Polymere können zu self reinforced Polymeren umgeformt werden. Unter Anwendung dieser Methode wird ein Teil der Polymerstruktur während des Produktionsvorganges zu verstärkten Elementen, den sogenannten Fibrillen umgewandelt. Die Orientierung der Fibrillen wird durch das Sintern vieler Fibrillenstränge erreicht. Auch kann ein solides Polymer mechanisch so verformt werden, dass sich die Fibrillen parallel anordnen und eine initial größere mechanische Festigkeit sowie ein größeres E-Modul und eine größere Belastbarkeit resultiert. Self reinforced Platten können ohne Hitzeanwendung in situ gebogen werden. Sie können dünner produziert werden, ohne an mechanischer Qualität zu verlieren.

3.2.3. Biokompatibilität

Unter Biokompatibilität versteht man die Fähigkeit eines Materials adäquat mit dem biologischen System in einer spezifischen Anwendung zu agieren. Es ist nicht giftig und kann dem biologischen System nicht schaden.

Das ideale Frakturfixationsmaterial sollte eine gute Biokompatibilität besitzen, eine sichere Osteosynthese gewährleisten und angemessen elastisch sein, um eine periostale Kallusbildung zu ermöglichen. Die Absorbtionsrate sollte linear sein, um eine kontinuierliche Kraftübertragung auf den Knochen zu erreichen. Weiterhin sollte eine reizfreie Abheilung möglich sein, um eine Zweitoperation zur Materialentfernung zu umgehen. Zusätzlich sollte das resorbierbare Osteosynthesematerial eine hohe Initialfestigkeit und ein angemessenes E-Modul aufweisen sowie ein duktiles Verformungsverhalten besitzen (Tormala P et al. 1991).

Die biologische Reaktion des Empfängers auf implantiertes Material umfasst lokale, in unmittelbarer Implantatnähe gelegene und systemische Wirkungen. Beispiele für lokale Gewebereaktionen sind Entzündungen, Nekrosen und Neubildungen. Zu den systemischen Wirkungen zählen Endorganzerstörung, Karzinogenität und allergische sowie immunologische Reaktionen (Spector M et al. 1989).

Die biologische Antwort ist abhängig vom chemischen Verhalten, den mechanischen und elektrischen Eigenschaften sowie dem Widerstand gegen Korrosion und Degradation der Materialen.

Empfängereigenschaften beeinflussen die biologische Antwort durch die gewebespezifische Wundheilungsantwort auf das chirurgische Trauma der Implantation sowie die mechanischen Eigenschaften des Empfängergewebes.

Materialen gelten als biokompatibel, wenn die durch das Implantat hervorgerufenen Reaktionen nicht die Funktionen der Gewebe und Organe beeinflussen. Während der gesamten Anwesenheit des Implantates beeinflusst es den Mikrostoffwechsel der beteiligten Zellen und den Makrostoffwechsel der Gewebe und/oder der Organe in die das Material implantiert wurde. Zusätzlich besteht immer eine Interaktion der Zellen oder der extrazellulären Moleküle mit der Implantatoberfläche (Spector M et al. 1989).

Wundheilung

Die Implantation medizinischer Materialien setzt eine Reihe von zellulären und biologischen Abläufen in Gang, die zu einer sekundären Wundheilung führen. Der erste

Schritt der Wundheilung ist die Entzündung. Diese wird durch die reparative Phase gefolgt, indem tote oder beschädigte Zellen mit gesunden Zellen ersetzt werden. Nach einem chirurgischen Trauma weisen Gewebe die Kapazität der Regeneration auf. Das verletzte Gewebe wird durch parenchymale Zellen desselben Typs ersetzt. Im Gegensatz dazu, werden Gewebe, die permanente Zellen beinhalten durch die Produktion von fibrokollagenen Narben repariert. Trotz der Möglichkeit einer großen Anzahl an Geweben zur Regeneration, kommt es durch eine unfallbedingte Gewebedestruktion oder während des Reparationsprozesses, zur Ausbildung einer Narbe (Spector M et al. 1989).

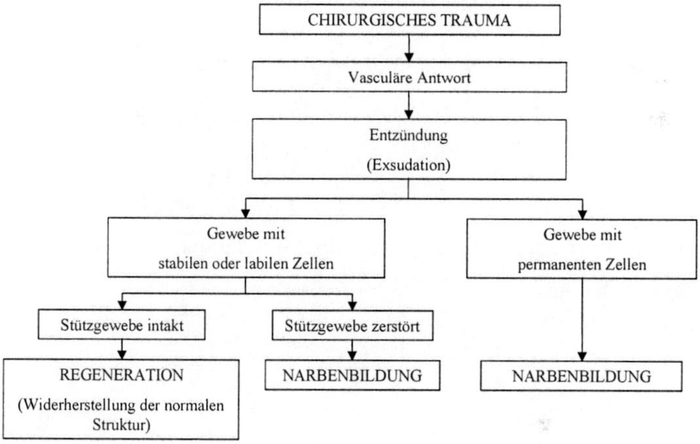

Abbildung 10: Wundheilungsverlauf von labilen, stabilen und permanenten Zellen (Spector M et al. 1989)

Wundheilungsbeeinflussende Faktoren

Systematisch beinflussen das Alter, die Ernährung, der hämatologisch und metabolische Stoffwechsel, die Hormone und Enzyme die Wundheilung.

Langeanhaltende Proteinmangelernährung verzögert die Kollagenbildung, während eine proteinreiche Diät die Belastbarkeit der Wunde nach der Heilung erhöhen kann. Adäquate Zufuhr von Vitamin C ist für die normale Kollagenbildung notwendig.
Lokale Faktoren, die die Wundheilung beeinflussen können sind Infektionen, unzureichende Blutzufuhr und die Anwesenheit von Fremdkörpern (Spector M et al. 1989).

Schritte der Wundheilung

Die Entzündungsphase der Wundheilung dient der Zerstörung, der Verminderung oder der Einkapselung des Implantates und der Gewebezellen die dabei zerstört werden.
Die akute Phase der Entzündung, bis zu zwei Tagen andauernd, ist charakterisiert durch eine Exsudation von Flüssigkeit und Plasmaproteinen und den Austritt von neutrophilen Leukozyten.
Die chronische Phase dauert länger an und stellt sich histologisch durch die Anwesenheit von Lymphozyten und Makrophagen sowie Proliferationen von kleinen Blutgefäßen und Fibroblasten dar.

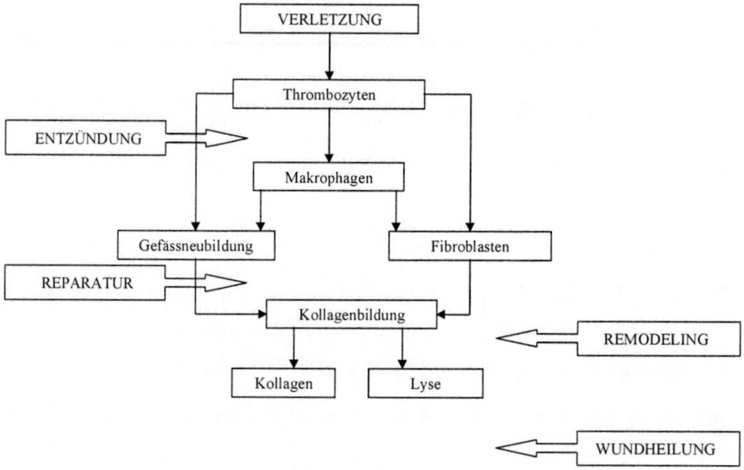

Abbildung 11: Entzündungs- und Reparaturschritte der Wundheilung im Weichgewebe (Spector M et al. 1989)

<u>Die Rolle ausgewählter Faktoren bei der Gewebereaktion nach Implantation</u>

Das Molekulargewicht, die Kettenausrichtung, die Kristallinität und die Materialreinheit beieinflussen die mechanischen Eigenschaften des Implantates. Eine Steigerung der mechanischen Eigenschaften verlängert die Resorptionszeit des Implantates (Gogolewski S 2000).

Die Gewebereaktion kann in zwei histologisch unterschiedliche Zonen unterteilt werden. Die in der implantatnahen Zone gelegenen Zellen bilden eine Pseudomembran. Implantatfern findet der Ersatz des beschädigten Muskelgewebes durch Granulationsgewebe und Fett statt. In einer dritten Zone finden sich freie Zellen, die sich zwischen der Pseudomembran und dem Implantat befinden. In anderen Abstoßungsreaktionen wird das dem Implantat anhaftende Gewebe nekrotisch.

Die Gewebereaktion auf Biomaterialien ist wie folgt aufgebaut: eine der Implantatoberfläche anhaftenden oder naheliegenden Zwischenzellschicht, einer fibrösen Gewebekapsel, der reparative Zone, die an das Gewebe oder Organ angrenzt. Als Immunantwort oder andere reaktive Eigenschaften des Biomaterials kommt es zu einer Infiltration anderer Zellen, wie den Lymphozyten, Plasmazellen oder eosinophile Granulozyten.

Die Gewebereaktion auf poröses Material ist identisch mit der histologischen Reaktion auf nicht poröse Implantate.

In vivo Untersuchungen bestätigen, dass die fibröse Kapsel, die sich meist um das Implantat bildet und hauptsächlich durch den Reparaturmechanismus entsteht durch das chirurgische Trauma verursacht wird und nicht notwendigerweise eine Antwort auf die physikalisch-chemischen Eigenschaften auf das Material sind.

Ein Käfig-Implantat-System wird benutzt, um die in vivo Biokompatibilität von Polymeren zu untersuchen. Diese Methode hat den Vorteil fortlaufende Untersuchungen durchzuführen ohne die Versuchstier zu opfern. Dabei erlaubt die fortlaufende Entnahme des Polymers eine Oberflächen- und Mechanikanalyse. Dieses System eignet sich besonders um bioresorbierbare Materialien zu untersuchen.

In vitro Experimente werfen die Frage auf, in welchem Umfang dieErgebnisse auf in vivo Systeme übertragbar sind (Spector M et al. 1989).

Histologische Reaktionen implantierter Materialien in ausgewählten Geweben

Die in der Orthopädie in den Knochen implantierten Materialien zeigen seltener eine fibröse Gewebemembran um das Implantat als solche, die in das Weichgewebe implantiert werden. In einigen Fällen konnte eine direkte Verbindung der Implantatoberfläche mit dem Knochen ohne die Ausbildung einer fibrösen Membran beobachtet werden. Die Weichgewebeschicht um das Implantat kann die Stabilität des Implantates mindern, oder einen Implantatverlust bedingen.

Die Zwischenzellschicht ist das wichtigste Element der Gewebeantwort auf Biomaterialien. Während die Fibroblasten und die fibrokollagene Kapsel um das Implantat das narbige Endstadium repräsentieren, sind Makrophagen auf der Implantatoberfläche Hinweis auf den aktiven Reparaturprozess. Makrophagen können sich zu multinukleären Fremdkörperriesenzellen umwandeln. Das Vorkommen dieser Zellart unterscheidet sich zwischen rauen und glatten Materialoberflächen. Über 10% der glatten Werkstoffe werden mit Riesenzellen bedeckt. Raue Werkstoffe werden mit nahezu 40% dieser Zellen überzogen.

Die Makrophagen sind die wichtigsten Zelltypen an der Implantatoberfläche. Sie können eine Vielzahl von Produkten sezernieren: chemotaktische Stoffe für andere Zellen, Wachstumsfaktoren, die die Bildung von Kollagen durch Fibroblasten stimulieren, und neutrale Proteasen, die die Implantatoberfläche angreifen. Makrophagen die an der Implantatseite verharren können sich zu multinukleären Fremdkörperriesenzellen umwandeln. In vitro überleben Fremdkörperriesenzellen 6 Tage, wobei sie kontinuierlich durch Monozyten ersetzt werden.

Die Oberfläche der Biomaterialien präsentieren proteinähnliche Substanzen und Zelldebris sowie lebensfähigen Zellen. Die Zellmembran tritt mit der Implantatoberfläche in Kontakt. Eine Lücke von ungefähr 15 nm Abstand trennt die Zellmembran von der Oberfläche des Materials. Diese Lücke stellt die normale Zell zu Zell Entfernung dar.

Die Zellantwort auf intramuskulär implantierte bioresorbierbare Polymere zeigt eine kontinuierliche Erosion, Invasion und Phagozytose des Polymers durch die Makrophagen und Riesenzellen. Aktivierte Makrophagen zersetzen das Polymer. Diese zerfressene Oberfläche gleicht der Knochenoberfläche durch osteoklastische Resorption. Dabei können sie die enzymatischen Eigenschaften der phagozytierenden Zellen anregen und führen damit zum Abbau des Materials, mit dem die Zellen in Berührung kommen (Spector M et al. 1989).

Histologisch werden Makrophagen in zwei Gruppen eingeteilt, ein Teil ist den Fibrillen des Gewebestromas anhaftend, und werden Histiozyten oder fixierte, lokale oder ruhende Makrophagen genannt. Der andere Teil kommt frei innerhalb der Matrix vor und werden freie, von den Monozyten stammende, exzudierende oder transitorische Makrophagen genannt. Morphologisch unterscheiden sich diese zwei Zellgruppen. Die Histiozyten sind länglich mit eckigen Konturen und sind oft ausgestreckt, dadurch besitzen sie die Möglichkeit sich im Stroma zu fixieren. Die beiden Formen der

Makrophagen haben unterschiedliche Aktivitätsgrade. Das passive Verhalten der Histiozyten unterscheidet sich von den freien Makrophagen, die eine höhere enzymatische (Peroxidase) Potenz besitzen.
Die Monozyten, die in das Wundgebiet einwandern, wandeln sich in Makrophagen um. Innerhalb von 24 Stunden können am Implantat adhärente Makrophagen gefunden werden. Eine der Hauptaufgaben der Makrophagen ist die Phagozytose von Zellen und Gewebedebris sowie Mikroorganismen. Die Aktivität der Makrophagen beeinflusst die Fibroblasten Stimulation mit einer erhöhten Kollagenproduktion.
Zwischen den Fremdkörperriesenzellen und den Osteoklasten bestehen Ähnlichkeiten. Multinukleäre Zellen nehmen ebenso subkutan Knochenpartikel auf, ähnlich wie die Osteoklasten (Spector M et al. 1989).

3.2.4. Biodegradation

Unter Biodegradation wird der Abbau von einem in den lebenden Organismus implantiertes Material durch einen natürlich biologischen und chemischen Prozess (Aktivitäten von Zellen, Pilzen und Hefen) ohne die Bildung von toxischen Abbauprodukten verstanden.

3.2.5. Bioresorption

Bioresorption ist ein Prozess bei dem Zerfallsprodukte (z.B. Produkte der Degradation) durch den physiologischen Metabolismus und/oder durch Inkorporation eliminiert werden.

3.2.6. Degradation

Es gibt grundsätzlich zwei Gruppen von abbaubaren Werkstoffen. Die biodegradierbaren Werkstoffe, bei denen die Molekülketten des Polymers zersetzt und anschließend aufgelöst werden. Und die bioresorbierbaren Werkstoffe, bei denen die Mole-

külketten des Polymers zuerst zersetzt und danach über den Metabolismus ausgeschieden werden.
PLA, PGA und PDS gehören beide in die zweite Gruppe der bioresorbierbaren Polymere.

Phasen der Degradation

Die Degradation der bioresorbierbaren Polymere erfolgt in mehreren Phasen. Zuerst bildet sich eine Membran, bei der das implantierte Material von einer bindegewebigen Membran umgeben wird.
Anschließend beginnt die Aufspaltung des Polymers, indem Wasser ins Polymer diffundiert, worauf die Molekülketten durch hydrolytische Spaltung der Estergruppen (unter H_2O-Abgabe) sowie Zerstörung der Hydrogenbindungen und Spaltung der van der Waals Kräfte im amorphen Bereich verkürzt werden. An der Oberfläche des Implantates entstehen Risse.
Schließlich dringen Bindegewebezellen in diese Risse ein und führen zu einer weiteren Aufspaltung des Implantates in viele unterschiedliche große und kleine Partikel. Es kommt zu einer irreversiblen Abnahme der mechanischen Festigkeit und zu einer Abnahme der Implantatmaße, verursacht durch die Spaltung der kovalenten Bindungen. Die Degradation der kristallinen Bereiche erfolgt erst nach der Degradation der amorphen Bereiche. Es kommt zu einem Verlust der Massenkohäsion.
Während die Aufspaltung der Implantate in immer kleinere Stücke voranschreitet, entwickelt sich eine zunehmend stärkere Zellreaktion. Zahlreiche rundkernige Zellen, wie Monozyten, Makrophagen und Lymphozyten sammeln sich um die Polymerbruchstücke an. Die Bruchstücke werden weiter aufgespalten und von Makrophagen phagozytiert und abgebaut.
Auch Enzyme spielen beim Abbau der Degradationsprodukte eine Rolle. Nach der Polymermetabolisation wird es über die Lunge als Kohlendioxid (CO_2) und Wasser (H_2O) via dess Krebszyklus und den Nieren (Zitronensäurezyklus) ausgeschieden. Li et al. beschreibt den Abbau als einen autokatalytischen Prozess der vornehmlich im Innern des Implantates beginnt. Die Degradation vollzieht sich schneller in vivo als in

vitro, aufgrund der zellulären Enzyme, wie z.B. Glyzin oder Transaminasen, der Zellen, wie z.B. Makrophagen und Riesenzellen und der fortschreitenden fibrösen Gewebseinscheidung.

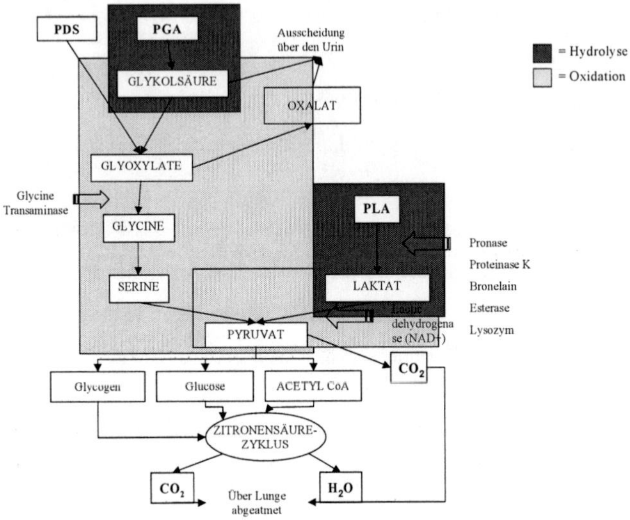

Abbildung 12: Flussdiagramm der Polymerdegradation

Die Degradationsrate von implantierten Materialien wird durch eine Vielzahl von Faktoren beeinflusst, dabei spielen das Molekulargewicht, Molekulargewichtverteilung, Polymermorphologie (Kristallinität), Größe und Form des Implantates und der Ort der Implantation eine Rolle (van der Elst M et al. 1996).

Der Abbau der Implantate zeigt sich in der Implantatfragmentierung, Minderung der Festigkeit und die Abnahme des Molekulargewichtes. Im Allgemeinen führt eine Erhöhung des Molekulargewichtes, der Grad der Fibrillenorientierung, die Kristallinität, Maße, Solidität und die Kettenregelmäßigkeit zu einer Abnahme der Abbaurate. Stark vaskularisierte Implantationsorte, ein großer Eingriff, eine Gewichtsbelastung des Implantates und Zusätze beschleunigen den Abbau (Gogolewski S 2000).

Faktoren, die die Degradationsrate beschleunigen sind eine Zunahme der Oberfläche im Verhältnis zum Gewicht, zunehmende Porosität des Materials, Zunahme der amorphen Komponente im Verhältnis zur kristallinen Komponente. Weiterhin führen eine höhere Hydrophilität des Materials, Zunahme der Belastung des Implantates und der Zusatz von verstärkten Fibrillen mit schlechten Adhäsionen innerhalb der Matrix zu einer beschleunigten Abbaurate (Simon JA et al. 1997).

Der in vivo Abbau der Polymere unterscheidet sich von dem unter Laborbedingungen. Die Abbaurate ist nicht nur von der chemischen Zusammensetzung abhängig, sondern ebenso von der Größe, der Form, und der Oberfläche des Implantates. Sowie dem initialen Molekulargewicht, der Molekulargewichtsverteilung, der Grad der Kristallinität und die Enantiomere haben einen Einfluss auf das Degradationsverhalten.

Die Zeit spielt eine wichtige Rolle bei der Ausbildung klinisch relevanter Gewebereaktionen und kann in Einzelfällen 2 bis 3 Jahre postoperativ auftreten (van der Elst M et al. 1996).

3.2.7. Vor- und Nachteile der bioresorbierbaren Materialien

Ein Vorteil der self reinforced (SR) amorphen Polymere ist deren Modellierbarkeit ohne Hitzezufuhr durch Biegen mit den Zangen in ähnlicher Weise wie das Anbiegen der Metallplatten, ohne das Material zu beschädigen. Die Platten behalten die neu gebogene Form bei.

Ein neues Bohrloch kann durch die abgebrochene Schraube hindurch gebohrt werden und durch eine Neue ersetzt werden. Im Vergleich zu den Platten, die Hitze zum Biegen benötigen sind mit diesen Platten keine Nachteile feststellbar.

Die ökonomischen Plattenformen werden in Form eines Panels angeboten. Jedes Panel kann in mehrere Platten geschnitten werden, welches zu einer Kostensenkung bei der Hardware am Patienten führt.

Eine transkranielle Verlagerung der Platten und Schrauben bei Kindern hat bei der Verwendung von resorbierbaren Materialien im Unterschied zu der Verwendung von

Metallplatten und Schrauben keine Bedeutung. Bioresorbierbare Implantate können eingesetzt werden, wo metallische Material nicht benutzt werden können, z.B. in Gelenken, intrakraniell und in anderen Körperhöhlen.

Das Problem mit der langanhaltenden Prominenz der Schrauben und Platten wurde bei den resorbierbaren Systemen ebenfalls verringert. Ein weiterer Vorteil ist, dass das Stigma, man hätte eine Vielzahl von Platten und Schrauben inkorporiert nicht länger eine Auflage ist.

Die resorbierbaren Systeme interferieren nicht mit bildgebenden Verfahren, wie dem CT oder MRT. Sie können als gewebeneutral gewertet werden, bei einer geplanten postoperativen Radiatio nach einer Tumoroperation.

Weiterhin ist die durch Belastungsabschirmung verursachte Osteopenie in der Kortikalis unterhalb der Metallplatten sowie eine Verkleinerung des Schaftkalibers, welche in den Röntgenaufnahmen gesehen wird, verkleinert. Die Polymere haben einen frühen, aber flüchtigen osteoinduktiven Effekt (Simon JA et al. 1997).

Es existieren keine lang anhaltende Entzündungsreaktionen, die aufgrund von gelösten oder korrodierten Metallimplantaten entstehen.

Die Patienten entwickeln keine immunologische Sensibilisierung aufgrund der metallischen Osteosynthesematerialien mit möglichen allergischen Reaktionen.

Ein wichtiger Vorteil der SR Polymere ist ihre gute Verformbarkeit.

In diesem Sinne ähneln die SR Materialien den Metallen, obwohl ihr Biegemoment vorteilhaft kleiner ist und die plastische Verformbarkeit effektiv geringer ist, als bei den Metallen (Tormala P et al. 1991).

Absorbierbare Implantate sind in der Regel teurer, als Metallplatten. Diese Implantate steigern die Kosten einer Gelenkfrakturversorgung um 4% bis 7%, sofern keine Materialentfernung erfolgt. Werden alle metallischen Materialen entfernt, ist die Verwendung von resorbierbaren Implantaten 2% bis 9% günstiger (Simon JA et al. 2000).

Ein möglicher Nachteil ist die Entwicklung einer sterilen Fistel, als Reaktion einer lokalen Irritation des Implantates (Dijkema AR et al. 1993).

Der größte Nachteil resorbierbarer Fixationsmaterialien ist, dass der Langzeiteffekt der biostabilen oder langsam degradierenden Fibrillen im Gewebe nicht bekannt ist (Tormala P et al. 1991).

3.2.8. Klinische Anwendungen

Aufgrund ihrer mechanischen Eigenschaften werden die aus Polymeren gefertigten Implantate zur Behandlung einfacher Frakturen kleiner, leicht belasteter Brüche in spongiösen Knochen verwendet. Es sind Zapfen, Nägel, Nähte, Schrauben, Stifte, Folien und Platten auf dem Markt.

Die Heilung innerhalb des spongiösen Knochens mit seinem trabekulären Knochen vollzieht sich schneller, innerhalb von 4 bis 6 Wochen als die Bruchheilung in kortikalem Knochen, die innerhalb von 12 bis 24 Wochen stattfindet. In einer in vivo Kaninchenstudie wurde festgestellt, dass SR PGA Stäbe, die in das subkutane Gewebe des Rückens implantiert wurden, das gleiche Verhalten zeigten, wie SR PGA Stäbe, die in den Knochen implantiert wurden. Insbesondere war die Steifigkeit und Festigkeit der Implantate in beiden Lokalisationen gleich (Tormala P et al. 1991).

In der Traumatologie wurden zunächst zur Fixation vorderer Unterkieferfrakturen SR PLLA Zugschrauben verwendet, die allerdings im Laufe der Entwicklung den SR PDLLA Miniplatten und Schrauben weichen mussten.

Jochbogen und Jochbein Frakturen werden mit SR PDLLA oder PLLA Miniplatten und Schrauben behandelt. Zur Rekonstruktion des Orbitabodens werden PDS oder PLLA/PGA Membranen eingesetzt. Innerhalb der Dysgnathiechirurgie haben sich bioresorbierbare Platten und Schrauben etabliert. Insbesondere bei der Le Fort I Vorverlagerung und der beidseitigen sagitalen Splitosteotomie des Unterkiefers werden resorbierbare Positionsschrauben oder monokortikale Schrauben und Platten verwendet. Eine intermaxilläre Fixation ist bei Versorgungen mit resorbierbaren Materialien nicht notwendig. Auch die Vorverlagerung oder Reduktion des Kinns erfolgt mit bikortikalen Schrauben (SR PDLLA).

Aufgrund der bekannten Nachteile metallischer Implantate in der kraniofacialen Chirurgie werden zunehmend SR PGA Minischrauben und Platten sowie das Copolymer SR PLA/PGA verwendet.

In der Resektions- und Zugangschirurgie werden resorbierbare Materialien bevorzugt, um einen weiteren Eingriff zu vermeiden und eine bessere Darstellung im CT oder MRT zu erreichen. Insbesondere finden sie Anwendung beim Zugang durch den Sinus frontalis oder durch die Unterkieferspange bzw. der Maxilla. Kiefergelenkersatzplastiken durch kostochondrale Transplantate werden zwischenzeitlich mit SR PLLA oder SR PDLLA Zugschrauben versorgt und erübrigen eine intermaxilläre Fixation (Suuronen R et al. 1999, Suuronen R et al. 2000). In der Mund-, Kiefer- und Gesichtschirurgie werden Miniplatten eingesetzt (Gogolewski S 2000).

4. Ergebnisse

Die ersten Artikel über bioresorbierbare Implantate erschienen 1964. Das wissenschaftliche Interesse an bioresorbierbaren Materialien zeigt sich in den über 150000 erschienen Artikeln im Jahr 2001.

Abbildung 13 fasst die quantitativen Ergebnisse der Literatursuche zusammen.

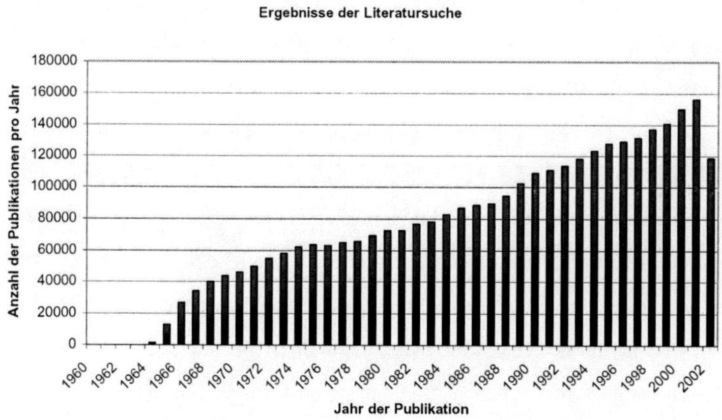

Abbildung 13: Anzahl der publizierten Artikel über medizinisch verwendete bioresorbierbare Materialien

Polylaktidsäure (PLA) und Polyglykosidsäure (PGA) in der Mund-, Kiefer- und Gesichtschirurgie

Einsatz am Unterkiefer

(SR) PLLA

Reine Polylaktidsäure wird in der Mund-, Kiefer- und Gesichtschirurgie seit mehreren Jahren eingesetzt. Zum Einsatz kommen PLLA Platten, Schrauben und Zugschrauben.

Im klinischen Versuch (Harada K und Enomoto S 1997) werden jeweils 10 Patienten mit PLLA Schrauben und Metallschrauben bei Dysgnathieoperationen versorgt. Im Beobachtungszeitraum von 2 Jahren zeigte sich kein Unterschied im Heilungsprozess der untersuchten Gruppen. Bei den mit PLLA Schrauben versorgten Patienten wurden verstärkt Mikrobewegungen im Frakturspalt und eine höhere Rezidivrate festgestellt. Im untersuchten Patientenkollektiv traten keine Komplikationen oder Fremdkörperreaktionen auf.

Eine weitere Studie (Kallela I et al. 1999) untersuchte 11 Patienten mit medianen Unterkieferfrakturen über einen Zeitraum von 1 Jahr. Nach Reposition erfolgte die Fixation der Fraktur mit SR PLLA Zugschrauben. Die Frakturheilung verlief komplikationslos ohne Anzeichen einer Abstoßungsreaktion oder Entzündungszeichen. Während des Beobachtungszeitraumes konnte keine Kallusbildung nachgewiesen werden. Bei einem Patienten stellte sich radiologisch eine Osteolyse im kaudalen Frakturspaltbereich dar, die innerhalb von 6 Wochen durch neuen Knochen ersetzt wurde.

Beim Schaf wurden SR PLLA Stellschrauben und Platten zur Osteotomie des Unterkieferkörpers und Collums verwendet. Bis zu 5 Jahren postoperativ konnten keine Komplikationen festgestellt werden. Charakteristisch für die Fremdkörperreaktion in der das Implantat umgebenden Bindegewebshülle waren die Monozyten und Fremdkörperriesenzellen. Nach 6 Wochen konnte eine geringe Kallusbildung nachgewiesen werden, in den Bohrlöchern war zu dieser Zeit bereits Granulationsgewebe. Bereits nach 12 Wochen begannen sich die Schraubenköpfe aufzulösen und neuer Knochen um das Implantat anzulagern. Die einscheidende Bindegewebshülle konnte noch nach einem Jahr nachgewiesen werden. Innerhalb eines weiteren Jahres kam es durch die Osteoblasten zu einer Lamellenknochenbildung, die das Implantat ersetzt. Nach 4 bis 5 Jahren postoperativ sind nur geringe Implantatreste mit einer Größe von 10 bis 100 µm nachweisbar, die sich im Knochenmark, der Knochenumgebung oder im Bindegewebe wiederfinden. Das anfängliche Molekulargewicht ist auf 7% geschrumpft. Begleitet wird dieser Umbau mit einer chronischen Entzündungsreaktion über die Zeit der Implantatresorption.

Das EBM Niveau für PLLA Implantate ist hoch da prospektive klinische Studien am Menschen (Harada K und Enomoto S 1997, Kallela I et al. 1999) mit ausreichend langen Beobachtungszeiträumen im Tierversuch existieren (Suuronen R et al. 1998). In zwei Studien wurden Kontrollgruppen mit Metallimplantaten versorgt.

SR PLDLLA (70/30)

Unter den vorgegebenen Suchkriterien fand sich eine klinische Studie die sich mit dem Copolymer SR PLDLLA (70L/30DL) befasst. Dabei wurden 9 Schafe mit SR PLDLLA Stellschrauben nach Unterkieferkörperosteotomie versorgt. Während des 6 monatigen Beobachtungszeitraumes verglich er die SR PLDLLA (70L/30DL) Schrauben mit Metallschrauben.

Im angegebenen Beobachtungszeitraum wurde keine Abstoßungsreaktion oder Infektionen durch die SR PLDLLA Schrauben festgestellt. Das Implantat wurde frühzeitig von einer Bindegewebskapsel eingescheidet, die sich im Verlauf von 24 Wochen ausdünnte. Im umliegenden Bindegewebe fanden sich chronische Entzündungszellen wie Monozyten, Makrophagen und Plasmazellen. Fremdkörperzellen traten bereits nach 6 Wochen auf. Eine Knochenneubildung ließ sich nach 6 Wochen nachweisen. Innerhalb der 24 Wochen kam es zu keinen Osteolysen in der Umgebung der Implantate. Die Risse und Brüche innerhalb des Implantates wurden durch Granulationsgewebe infiltriert und innerhalb von 24 Wochen in Knochen umgewandelt.

Der Beobachtungszeitraum für SR PLDLLA ist zu kurz gewählt, um auf die Biokompatibilität schließen zu können, da die Gesamtresorptionszeit für PLDLLA bis zu 3 Jahre angegeben ist (Kallela I et al. 1999). Damit kann keine Aussage über Spätkomplikationen des PLDLLA Abbaus gemacht werden. Weiterhin ist die Anzahl von 9 Schafen in der PLDLLA Gruppe zu klein, um auf die Gesamtpopulation übertragen zu werden.

PLA/PGA (82/18)

Zwei Studien beschäftigten sich mit der Unterkieferversorgung durch das Copolymer PLLA/PGA (82/18). Eine humane Studie (Edwards RC et al. 2000) und eine tierex-

perimentelle Studie (Quereshy FA et al. 2000) verwendeten Zugschrauben, Platten und Schrauben aus PLA/PGA bei Kinnoperationen und konnte im Beobachtungszeitraum von 24 Monaten keine postoperativen Entzündungen beobachten. Nach zwei Jahren waren die Schraubenlöcher mit Knochen durchbaut.
Bezüglich der EBM sind die Beobachtungszeiträume beider Studien zu kurz gewählt, da die mittlere Resorptionszeit von PLA/PGA bis zu 3 Jahre beträgt. Eine Verwendung des PLA/PGA Implantates beim Menschen ist nicht zu empfehlen.

Einsatz am Jochbein

PLLA

Zur Fixation von instabilen Jochbeinfrakturen wurden PLLA Platten und Schrauben innerhalb eines Beobachtungszeitraumes von 6 Jahren verwendet (Bergsma JE et al. 1995). Postoperativ kam es zu transienten Schwellungen über den Implantaten. Beim Abbau von PLLA kommt es zu einer Migration der PLLA Partikel durch makrozytäre Phagozytose in den intrazellulären Raum. Dabei kommt es zu einem Anstieg des osmotischen Drucks. Die Menge der zerfallenen PLLA Partikel korreliert mit der Anzahl und Dichte der Fibrohistiozyten. Innerhalb von 3 bis 6 Jahren zerfallen die PLLA Partikel in nadelartige Strukturen, die das zu resorbierende Volumen ansteigen lassen. Die PLLA Partikel sind kristallin und erschweren dadurch den hydrolytischen Abbau. Die Hydrolyse kann nur im Extrazellulärraum stattfinden. Nach der Phagozytose ist dieser Abbauweg unmöglich. Die Phagozyten bilden Gruppen, die in das umliegenden Kollagen eingebettet sind. Manche Phagozyten zeigen Anzeichen von Zelluntergang durch die phagozytierten PLLA Partikel, da sie die kristallinen Partikel nicht weiter abbauen können. Nach 6 Jahren sind die Schraubenlöcher noch immer zu sehen und noch nicht vollständig mit Knochen durchbaut. Zu dieser Zeit finden sich auch noch PLLA Patikel. Die vollständige Degradation von PLLA dauert im Bereich des Jochbeins bis zu 6 Jahre. Der Abbau von PLLA im Weichgewebe unterscheidet sich von dem im Knochen.

Die Studie beschreibt eine lange Beobachtungsdauer von bis zu 6 Jahren. Dabei handelt es sich um eine retrospektive Betrachtung von insgesamt 9 Patienten. Eine Anzahl von 9 Patienten ist nicht repräsentativ für eine Therapieempfehlung.

<u>PLA/PGA (82/18)</u>

PLA/PGA Platten und Schrauben mit einem Mischungsverhältnis des Copolymers von 82% PLLA und 18% PGA wurden bei der Versorgung von Jochbeinfrakturen verwendet (Eppley BL und Prevel CD 1997). 27 Patienten wurden 6 Monate ohne eine implantatbedingte Komplikation beobachtet. Gleiche Ergebnisse wurden bei der Versorgung von 30 Patienten mit Mittelgesichtsfrakturen beobachtet. Es kam zu keiner Infektion oder radiologisch nachweisbaren Osteolyse innerhalb der 2 Jahre. Auf der implantatbedeckenden Haut kam es zu einem reversiblen Erythem. Nach 13 Monaten war das Copolymer resorbiert und nicht mehr nachweisbar.
Die prospektive Studie (Enislidis G et al. 1998) ist mit 27 Patienten aussagekräftig, der Beobachtungszeitraum von 6 Monaten bei einer Gesamtresorptionszeit des PLA/PGA bis 3 Jahren zu kurz gewählt, um Aussagen auf die Langzeitwirkung zu zulassen. Es fehlt ein Vergleich mit einem anderen Implantatsystem und die Randomisierung der Patienten. Qualitativ ist die Studie (Enislidis G et al. 1998) bedeutender als die retrospektive Studie (Eppley BL und Reilly M 1997). In der letztgenannten Studie wird kein Vergleich mit einem etablierten Implantatsystem angetreten, so dass keine Aussage darüber möglich ist, welche Vorteile die resorbierbaren Materialen besitzen. Der Beobachtungszeitraum von 2 Jahren scheint ausreichend, da er klinisch keine Residuen von PLA/PGA Partikeln nachweisen kann. Der Einsatz von PLA/PGA Implantaten im Bereich des adulten Mittelgesichts ist eine sichere und adäquate Alternative zu den herkömmlichen Metallimplantaten.

Einsatz am Orbitaboden

PLLA

In der augewählten Literatur (Bergsma JE et al. 1994, Cordewener FW et al. 1996) wird ein 0,4 mm dickes PLLA Netz anhand von 6 Patienten im Verlauf über 6 ½ Jahre betrachtet. In diesem Zeitraum sind keine Infektionen oder abnormale Weichteilreaktionen aufgetreten, die über den normalen Wundheilungsverlauf hinausgehen. In einer weiteren Studie werden an 15 Ziegen Orbitabodenrekonstruktionen durchgeführt und über einen Zeitraum von 5 Jahren kontrolliert. Nach 3 Jahren treten Risse und Mulden in der Implantatoberfläche auf. Es finden sich kleine Partikel der Größe 1 bis 20 µm in der Implantatumgebung. Die implantatumscheidende Bindegewebskapsel nimmt innerhalb von 3 Jahren von 5 auf 30 Zellschichten zu. Zu dieser Zeit ist eine leichte Knochenresorption mit einer verstärkten Zellaktivität nachweisbar. Die PLLA Partikel sind extra- und intrazellulär in den Makrophagen zu finden. Das phagozytierte PLLA findet sich in membrangebundenen Vacuolen, den sogenannten Phagosomen. Ein enzymatischer Abbau ist zu diesem Zeitpunkt nicht nachweisbar. Die extrazellulären PLLA Partikel werden von Bindegewebe umschlossen. Über den gesamten Zeitraum kann keine Entzündung oder Fremdkörperreaktion festgestellt werden. Die Implantatform und Implantatdicke ist nach 3 Jahren unverändert und PLLA Partikel konnten noch nach 5 Jahren nachgewiesen werden.

Beide Studien berücksichtigen keine Vergleichsgruppe zu einem klinisch etablierten Netz, so dass keine eindeutige Aussage darüber gemacht werden kann, welches Material zukünftig zur Orbitabodenrekonstruktion verwendet werden soll. Aufgrund der komplikationslosen Anwendung beim Tier und Menschen ist es ein vielversprechendes Material für die Orbitabodenrekonstuktion.

Einsatz bei der Craniotomie

SR PLLA

Unter den untersuchten Publikationen entspricht ein Artikel über den Einsatz von SR PLLA Platten bei der Craniotomieversorgung den EBM Kriterien (Peltoniemi HH et

al. 1998). Dabei werden SR PLLA Platten mit Titanplatten über einen Zeitraum von 2 Jahren beim Schaf verglichen und keine Infektion oder Entzündung festgestellt. Die knöcherne Durchbauung der Osteotomiespalten in der SR PLLA Gruppe erfolgte schneller als bei den mit Metallplatten versorgten Frakturen. Nach 6 Wochen sind die Platten mit Periost und einer dünnen Schicht Bindegewebe überzogen und von einigen Makrophagen umgeben. Es bestehen keine Anzeichen einer Schwellung oder einer Fremdkörperreaktion. In der 12. postoperativen Woche führt die Volumenzunahme der SR PLLA Platten zu einem Gefügebruch. Gleichzeitig steigt die Anzahl der Makrophagen und Riesenzellen. Auch nach 2 Jahren kam es nicht zu einer Schwellung oder einer Serombildung. Das PLLA ist vollständig zerfallen und durch lamelläre und dichten Knochen ersetzt worden.
Mit 9 Schafen ist die Probandengruppe klein gewählt. Trotz geringer Zahl von Tieren entspricht das Studiendesign einem hohen EBM Niveau. Die Frakturheilung und Knochenreifung in der SR PLLA Nähe erfolgt schneller, als unter Metallplatten. Da die SR PLLA Platten innerhalb von zwei Jahren fast vollständig resorbiert werden, ist der Beobachtungszeitraum ausreichend lang gewählt.

SR PLDLLA

24 craniotomierte Patienten werden mit SR PLDLLA (70/30) versorgte und über ein Jahr beobachtet (Stendel R et al. 2001). Ein Patient berichtet über Schmerzen in der Frontalregion oberhalb einer resorbierbaren Schraube. Nach 5 Monaten zeigen sich erste Resorptionserscheinungen an den Platten und Schrauben. Es kommt weder zu einer Implantatabstoßung noch zu einer Entzündung. Nach 12 Monaten ist das Copolymer nahezu vollständig resorbiert.

PLA/PGA (82/18)

Von den 4 gefundenen Studien befassen sich 2 mit Tierversuchen und 2 mit humanen Studien (Eppley BL und Reilly M 1997, Pensler JM 1997, Surpure SJ et al. 2001, Wiltfang J et al. 2000).

In den humanen Studien (Pensler JM 1997, Surpure SJ et al. 2001) werden 20 Patienten im Alter von 4 Monaten bis 67 Jahren prospektiv und 10 Patienten im Durchschnittsalter von 6 ½ Monaten retrospektiv untersucht. Beide verwenden PLA/PGA Platten und Schrauben und konnten in ihren Beobachtungszeiträumen keine materialbedingten Komplikationen feststellen. Es kam zu keinen Entzündungserscheinungen. Eine lokale Weichteilinfektion konnte unter Antibiose und Drainage ausheilte werden.

In einer kombinierten Studie (Wiltfang J et al. 2000) wurden 4 Minischweine und 10 Patienten osteotomiert und mit PLA/PGA Platten und Schrauben versorgt. Der Abbau dieser Materialien benötigt 12 bis 18 Monate. In keinem der Versuche kam es zu einer Infektion oder Entzündung. Innerhalb von 1 bis 3 Monaten ist das Implantat vollständig in den Knochen eingebettet. Die Bildung neuer Gefäße geht epiperiostal schneller vonstatten als subperiostal. Nach 6 Monaten ist der Implantatabbau auf 60% des Anfangsvolumens fortgeschritten. Das Resorptionsvolumen wird durch Bindegewebe und neuen Knochen im Zentrum des Implantates ersetzt. Zur gleichen Zeit bildet sich eine dünne Kapsel mit einigen Makrophagen, die das Implantat umscheidet. Nach 9 Monaten sind 90% des Copolymers mit Bindegewebe ersetzt. Nach 18 Monaten können bei den Minischweinen keine Polymerüberreste mehr festgestellt werden.

In der Studie (Eppley BL und Reilly M 1997) wurden 20 Craniotomien an Kaninchen durchgeführt und über ein Jahr beobachtet. Nach 2 Monaten sind Platten und Schrauben vollständig intakt und in ihrer Dimension unverändert. Entscheidende Veränderungen zeigen sich nach 6 Monaten. Die Platten werden dünner und schmaler und haben gegenüber dem Anfangsvolumen 66% ihres Volumens verloren. Im Implantat umgebenden Bindegewebe reichern sich Polymerfragmente an. In unmittelbarer Nachbarschaft finden sich Makrophagen und Riesenzellen. Eine Vergrößerung des fibrovaskulären Gewebes ist ebenfalls ersichtlich. Nach 9 Monaten ist das Material um 99% resorbiert. Die Platten sind komplett resorbiert und an deren Stelle eine dünne Bindegewebeschicht gerückt. Es gibt keinen Anhalt für Polymerrückstände, Makrophagen oder Riesenzellen im anhaftenden Bindegewebe. Nach Ablauf eines

Jahres sind die Bohrlöcher mit lockerem Bindegewebe oder neuem Knochen aufgefüllt und Polymerrückstände nicht nachweisbar.

Damit liefert die Studie (Surpure SJ et al. 2001) wenig wichtige Ergebnisse bezüglich einer Langzeitwirkung oder einer Vergleichsgruppe.

Der Vergleich über alles zeigt, dass die Tierversuche repräsentativ für die Craniotomie sind, da es weder im Tier- noch Patientenversuch zu Komplikationen kam. So dass die Tierstudie (Eppley BL und Reilly M 1997) einen hohen Aussagewert besitzt.

Das Copolymer PLA/PGA eignet sich für die Craniotomie, insbesondere bei jugendlichen Patienten, da deren gesteigerte Stoffwechselleistung den schnellen Zerfall des Copolymer verkraftet.

Experimenteller Einsatz

PLLA in der Subcutis

In seiner Langzeitstudie (Pistner H et al. 1994) von 2 ½ Jahren wurden alle PLLA Blöcke mit unterschiedlichen Molekulargewichten unter die Rückenhaut von insgesamt 70 Ratten implantiert und innerhalb von 3 Wochen von Bindegewebe eingescheidet. Anschließend reduzierte sich die Anzahl von Fibroblasten und machte Platz für den Kollagenfaseranteil. Histologisch verblieb im Polymerbett eine bindegewebige Narbe nach Resorption. Das Molekulargewicht fällt exponentiell und erreicht nach 8 Wochen annähernd den parallelen Verlauf aller PLLA Blöcke. Der kristalline PLLA Block mit dem höchsten Molekulargewicht degradiert langsamer. Bei Betrachtung des PLLA Blockes zeigt sich eine Form- und Volumenkonstanz mit scharfen Kanten noch nach 2 ½ Wochen. Nach 100 Wochen erkennt man eine Vergröberung der kristallinen Oberfläche. Die mechanische Belastbarkeit nimmt nach 3 Wochen auf 50% des Ausgangswertes ab und beträgt nach 6 Wochen 25%.

Im Gegensatz dazu kommt es beim spritzgegossenen PLLA nach 6 Wochen zu Oberflächenveränderungen. Nach einem Jahr treten Formveränderungen des Implantates auf. Deutlich sind Risse, Kanäle und Lakunen mit einer Größe von 10 bis 30 µm sowie Poren mit einer Größe von 1 bis 3 µm und Fremdkörperriesenzellen zu erkennen.

Nach 2 Jahren kommt es zu einem scholligen Zerfall des Implantates mit einer resorptiven histiozytären Entzündung. Dabei sind Makrophagen und Schaumzellen beteiligt. Bei Versuchsende nach 2 ½ Jahren ist das spritzgegossene PLLA Implantat vollständig resorbiert. Die Versprödung schreitet von außen nach innen fort und führt zu einer Art Rindenbildung. Die mechanischen Eigenschaften sind bis zur 12 Woche stabil und nehmen danach linear ab.

Polydioxanon (PDS)

In den uns vorliegenden relevanten Studien (Diehl K et al. 1987, Dietz A et al. 2001, Keller HW und Rehm KE 1991, Merten HA und Luhr HG 1994) findet das PDS Anwendung in der Orbitarekonstruktion mittles verschieden dicker Folien und als Kordel zur Fixation bei der AC-Gelenksprengung sowie der Rekonstruktion der Kreuz- und Kollateralbänder des Knies.

In der Studie (Merten HA und Luhr HG 1994) wird über den Einsatz von PDS Folien in der Mund-, Kiefer- und Gesichtschirurgie zur Orbitabodenrekonstruktion an Schweinen berichtet. Die Studie (Dietz A et al. 2001) berichtet über eine vergleichbare Studie an 28 Patienten, bei denen es zu keinerlei Komplikationen kam. Dabei konnte eine reizlose Einheilung aller Implantate nachgewiesen werden. In der periimplantären Kapsel wurde ein zellreiches, rundzellhaltiges Infiltrat mit wenigen Riesenzellen nachgewiesen. Durch die gut durchblutete gefäßreiche periimplantäre Kapsel wurden die PDS Reste schnell abgebaut. PDS wirkt histo- und osteokonduktiv. In dem faserreichen Bindegewebe liegen die hydrolysierten Makrofragmente teilweise schollenartig übereinander. Im Verlauf von 49 Wochen tritt an Stelle der Bindegewebskapsel eine dünne Knochenlamelle und sorgt für eine ausreichende Stabilität. Beim Einsatz von perforierten Folien kann die Stabilität noch gesteigert werden, indem das Bindegewebe direkt durch die Folie wachsen kann. Weiterhin wird durch die Perforation die Serombildung minimiert und letztendlich eine komplikationslose Wundheilung ermöglicht.

In der Orthopädie werden PDS Kordeln in der Gelenkchirurgie verwendet (Diehl K et al. 1987, Keller HW und Rehm KE 1991). Innerhalb der Humanstudien konnten keine intra- oder postoperativen Komplikationen, insbesondere keine Entzündungen festgestellt werden. In der Studie (Diehl K et al. 1987) kam es zu komplikationslosen oberflächigen Entzündungszeichen der Haut innerhalb der ersten 8 Wochen. 3 Abstoßungsreaktionen wurden bei der Versorgung der Schultergelenksprengung in Knotennähe beschrieben (Keller HW und Rehm KE 1991). In einem Fall trat eine sterile Fistel auf. Nach drei Jahren Untersuchungszeitraum fanden sich keine Abbauprodukte mehr im Gewebe.

Die Biokompatibilität von PDS ist gut, allerdings degradieren die Implantate zu schnell um suffiziente Osteosynthesematerialien zu entwickeln.

Die Studie (Merten HA und Luhr HG 1994) inkludiert 6 Schweine und ist daher statistisch nicht relevant und nach Angaben des Autors nicht ohne weiteres auf den Menschen zu übertragen.

Studie (Keller HW und Rehm KE 1991) führt die Versuche am Menschen durch, integriert allerdings nur 14 Patienten in die Versuchsreihe. Für eine statistische Relevanz eine zu kleine Patientenanzahl.

Die Studie (Diehl K et al. 1987) ist für die EBM am aussagekräftigsten, da sie eine genügend hohe Anzahl von Patienten (n=156) sowie einen ausreichend langen Beobachtungszeitraum von 3 Jahren im Studiendesign berücksichtigt. In der Vergleichsstudie wurde allerdings der Rekonstruktion des Kniebandapparates mit Vicryl Kordeln der Vorzug geben, da diese schneller als die PDS Kordel abgebaut wird, aber ausreichende Stabilität gewährleistet.

Als Nahtmaterial und zur Rekonstruktion des Orbitabodens wird das PDS weiterhin eingesetzt. Als Osteosynthesmaterial wird sich PDS aus oben genannten Gründen nicht durchsetzen.

Poly ε-Caprolacton (PCL)

Die Anwendung von Caprolacton in klinischen Studien ist äußerst selten und als reines Monomer nicht vertreten.

Die Studie (Tams J et al. 1995) berichtet über ein Terpolymer bestehend aus PDLLA und Polytrimethylenecarbonat-Caprolacton. In der tierexperimentellen Studie werden

artifizielle Manibularfrakturen an Hunden mit Platten und Schrauben versorgt. In der über ein jährigen Studie konnten keine Entzündungszeichen, Abstoßungs- oder Fremdkörperreaktionen festgestellt werden. Die Implantate waren mit einer dünnen fibrösen Kapsel überzogen. Nach 6 Wochen zeigten die Platten und Schrauben keinerlei Anzeichen des Abbaus. Nach 12 Wochen konnte eine lamelläre Knochenheilung nachgewiesen werden, der Frakturspalt war aufgefüllt und eine Kallusbildung konnte zu diesem Zeitpunkt nicht nachgewiesen werden. Nach 18 Wochen sank das Molekulargewicht auf 50%. Die Schrauben wiesen Frakturen und die Platten Auflösungserscheinungen auf. Zu diesem Zeitpunkt fiel eine periostale und endostale Kallusbildung mit kleineren fibrocartilären Bereichen auf.
Über die Resorptionszeit sind in der Literatur keine Angaben zu finden.
Im Sinne der EBM erreicht die Studie (Tams J et al. 1995) nur ein niedriges Niveau, da für das Probandenkollektiv lediglich 3 Hunde verwendet wurden und keine Vergleichsgruppe eingeplant wurde. Aus diesen Gründen sind die Ergebnisse nicht ohne weiteres auf die menschliche Anwendung übertragbar.
Eine Anwendung in der Osteosynthese ist aber vielversprechend, da die mechanischen Eigenschaften die Zeit der Frakturheilung überdauern und in dieser Versuchsreihe keine schädlichen Nebenwirkungen auftraten.

Polytyrosincarbonat

Erste tierexperimentelle Untersuchungen mit Tyrosin fanden Mitte der 90er Jahre statt (Choueka J et al. 1996). Bis heute sind lediglich experimentelle und tierexperimentelle Studien durchgeführt worden. Obwohl die experimentellen Daten und physikalischen Eigenschaften dieses bioresorbierbaren Materials aus den bisherigen Versuchen viel versprechend sind, liegen bisher keine Informationen über die Anwendung beim Menschen vor.
Die mechanischen Eigenschaften von Tyrosin bezüglich der Scher- und Biegekräfte sowie seine Abbauvorgänge bezüglich der Biokompatibilität sind mit denen von PLA vergleichbar (Choueka J et al. 1996).

Tyrosin ist ein komplett amorphes Material und wird mittels Hydrolyse in seine natürlichen Oligomere abgebaut (Choueka J et al. 1996). Die Abbauprodukte finden sich auch noch über 3 Jahre nach Implantation in situ (Tangpasuthadol V et al. 2000). Der Abbau geschieht ohne enzymatische und immunologische Reaktion in seine neutralen bis alkalischen Abbauprodukte. Er erfolgt durch die zufällige Spaltung der Carbonat Bindungen (Choueka J et al. 1996).
Aufgrund der geringen Zytotoxizität reagiert das umliegende Gewebe von allen bekannten bioresorbierbaren Produkten mit der mildesten Weichteilreaktion und einer geringen Zellaktivität innerhalb der das Implantat einscheidenden fibrösen Kapsel (Hooper KA et al. 1998). Weiterhin fördert Tyrosin das Anlagern und den Größenwachstum von einer Vielzahl von Zellen, so dass es möglich ist einen direkten Knochenkontakt zwischen Implantat und Knochen herzustellen. In der Implantatumgebung wird keine Knochenresorption beobachtet, dagegen lässt sich eine ausgesprochen hohe Osteoblastenaktivität feststellen, so dass man von einem knochenkompatiblen Implantat sprechen kann (Pyhalto T et al. 2002). Die Inkorporation der Calcium-Chelatbindung in die chemische Struktur des Implantates ist die Schlüsselfunktion der direkten Knochen-Implantatbindung. Desamino Tyrosin Ethyl (DTE) hat die höchste Knochenbindungskapazität aller Polymere (73%) (James K et al. 1999).
Durch systematische Variationen in der Polymerchemie kann eine unterschiedliche Knochen- sowie Weichteilreaktion hervorgerufen werden. So kann durch eine Verlängerung der angehängten Ethyl-Ester Kette der Glastransmissionspunkt erniedrigt, die Oberflächenhydrophobität erhöht und eine Fibroblastenaktivität ausgelöst werden. Durch längere Ketten erfolgt die Hydrolyse langsamer und ermöglicht dadurch die Bildung einer fibrösen Kapsel, bevor sich genügend Carboxylgruppen gebildet haben, die mit dem Knochen einen direkten Kontakt eingehen. So ist eine fibröse Umscheidung eines Tyrosinimplantates weiterhin möglich.
Die Kettenlänge beeinflusst weiterhin die Wasseraufnahme, den anfänglichen Abbau und die physikalische Stabilität. So werden bei DTE nur 2 bis 3% Wasser innerhalb von 3 Jahren aufgenommen. Aufgrund seiner hydrophoben Eigenschaften kommt es zu keiner signifikanten Schwellung des Implantates während seines Abbauvorganges

(Tangpasuthadol V et al. 2000). Auf den Gesamtabbau und die Spaltung der Hauptkette hat die Kettenlänge keinen Einfluss.

Die Biokompatibilität wird von verschiedenen Autoren als gut bezeichnet. Allerdings sind die Studien als kritisch im Sinne der EBM zu betrachten.

Keine der genannten Studien (Choueka J et al. 1996, Hooper KA et al. 1998, James K et al. 1999, Pyhalto T et al. 2002, Tangpasuthadol V et al. 2000) untersucht die Implantation von Tyrosin Osteosynthesematerial beim Menschen. Die tierexperimentellen und experimentellen Ergebnisse sind nicht ohne weiteres auf den Menschen übertragbar, insbesondere weil die enzymatischen Stoffwechselvorgänge beim Abbau der Polymere im menschlichen Körper eine große Rolle spielen.

Die Gesamtresorptionszeit von Tyrosin im lebenden Gewebe wird von unterschiedlichen Autoren auf über 4 Jahre geschätzt. Keine der 5 Tyrosin Studien hat ein Studiendesign gewählt, welches über 4 Jahre hinaus geplant war. Zwei der Studien untersuchen einen Zeitraum von 3 und 3 ½ Jahren (James K et al. 1999, Tangpasuthadol V et al. 2000), wobei eine dieser Studien rein experimentell die Degradation von Tyrosin in einer Phosphatpufferlösung betrachtet. Es wird also in keiner der erwähnten Studien eine Aussage darüber getroffen, welche Langzeitwirkung Tyrosin wirklich ausübt und welche Abbauprodukte anfallen und welche Auswirkungen diese auf den menschlichen Körper haben.

In der Studie (Choueka J et al. 1996) werden 12 Hunde integriert und diese in 3 Gruppen aufgeteilt, so dass pro Gruppe 4 Hunde zugeteilt werden. Mit einem Patientenkollektiv von 4 Hunden lässt sich über die Komplikationsrate eines bioresorbierbaren Produktes keine statistisch signifikante Aussage machen. Die Fallzahl ist zu klein.

In der Studie (Pyhalto T et al. 2002) wird das Tyrosin DTE untersucht wobei eine Vergleichsgruppe fehlt, so dass ein statistisch relevanter Vergleich nicht möglich ist.

Die Anwendung von Tyrosin verspricht hoffnungsvolle Perspektiven bei der Anwendung von resorbierbaren Osteosynthesematerialien, muss aber in umfangreichen randomisierten kontrollierten Studien am Menschen zunächst angewendet werden, bevor schlussendlich über deren Einsatzgebiet diskutiet werden kann.

5. DISKUSSION

5.1. Artikelauswahl und Evidenz

Die Auswahl der bearbeiteten Artikel wird anhand des Anwendungsgebietes der Mund-, Kiefer- und Gesichtschirurgie dargestellt. Durch die Wahl der Suchbegriffe in der elektronischen Datenband MEDLINE wird das Suchergebnis Schritt für Schritt weiter eingegrenzt. So finden sich mit den Suchbegriffen, Polylaktide oder Copolymere 7349 (0,1%) Artikel, die sich mit Polylaktiden oder deren Copolymeren des gesamten medizinischen Spektrums beschäftigen. Werden diese Artikel auf ein Anwendungsgebiet, wie der Mund-, Kiefer- und Gesichtschirurgie eingegrenzt und mit den o.g. Suchbegriffen kombiniert so erhält man eine Auswahl von 299 (4%) der zuvor gefunden Artikel. Bei einer Bearbeitungszeit von 1 bis 4 Stunden pro Artikel und Ausweitung der Suche auf alle chirurgischen Anwendungen aller Körperregionen muss die Suche weiter eingegrenzt werden. Dies geschieht durch den Ansatz einer evidenzbasierten Analyse. Unterteilt man diese 299 Artikel in Evidenzgrade durch die Limitationsmöglichkeit der medizinischen Datenbank in Meta-Analysen, randomisierte kontrollierte Studien, klinische Versuche und andere erhält man eine für die Chirurgie typische Verteilung der Studienqualitäten. In diesem Fall finden sich eine Meta-Analysen. Die randomisierten kontrollierten Studien sind in 11 Fällen (4%) als solche in der MEDLINE gekennzeichnet und klinische Studien in 16 Fällen (5%). Die restlichen über 90% der Artikel beinhalten Fallserien, Fallberichte und Expertenmeinungen.

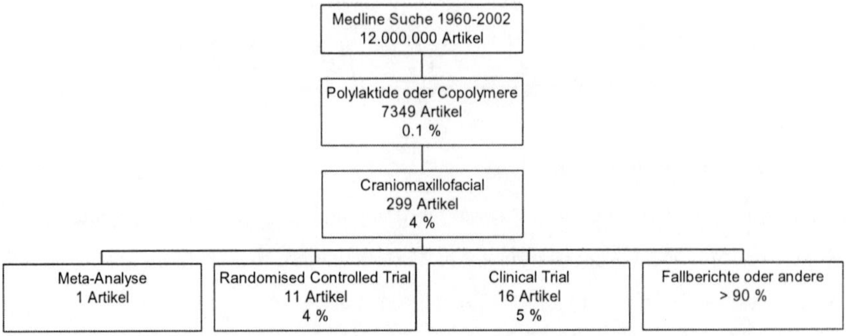

Abbildung 14: Qualitätsstandard der chirurgischen Studien, anhand der Mund-, Kiefer- und Gesichtschirurgie

Eingeschlossen wurden nur englisch- oder deutschsprachige Artikel. Das Hauptaugenmerk wurde auf humane Studien gelegt. Durch eine zusätzliche Handauslese und das Hinzuziehen einzelner Fallserien und Tierversuche aus dem 90% Pool zur Erlangung zusätzlicher Informationen wurde eine Auswahl von insgesamt 24 Artikeln getroffen, die in dieser Arbeit includiert wurden.

Die Auswahl der weiteren Artikel nach Indikationen zeigt die folgende Tabelle:

Tabelle 2: Verteilung der Artikel nach Indikationen

Fachgebiet	**Indikationen**	**Summe der Artikel**	**Summe nach Fach**
Neurochirurgie	Craniotomie	6	6
Mund-, Kiefer- und Gesichtschirurgie	Orbitaboden	3	
	Jochbein	2	
	Mittelgesicht	1	
	Mandibula	8	14
Sonstiges	Weichgewebe	3	
	Pufferlösungen	1	4
Summe			**24**

Damit wurden in dieser Auswertung für die Neurochirurgie (Craniotomie) 6 Artikel und für die Mund-, Kiefer- und Gesichtchirurgie (Orbitaboden, Jochbein, Mittelgesicht und Unterkiefer) insgesamt 14 Artikel ausgewählt. Zum Grundlagenverständnis kamen weiter 3 experimentelle Studien mit subkutanen Implantationen und 1 Laborversuch zur Auswahl. Die prozentuale Aufteilung der Artikel ist im folgenden Kuchendiagramm illustriert:

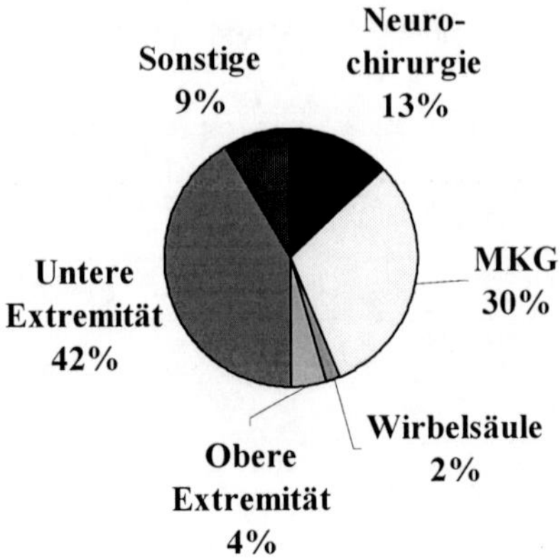

Abbildung 15: Prozentuale Artikelaufteilung nach Diagnosegruppen

Das Diagramm zeigt die Einsatzschwerpunkte der Polymere und deren Copolymere. Ca. 43% der Biomaterialien werden in der Mund-, Kiefer- und Gesichtschirurgie verwendet.

Die Literatursuche ermittelt einen Artikel mit Evidenzgrand I als systematische Übersichtsarbeit. Der Evidenzgrad II wurde in 8 Studien, der Evidenzgrad III in keinem Fall, der Evidenzgrad von IV in 12 Fällen und der Evidenzgrad V in 3 Studien erreicht.

Tabelle 3: Evidenzverteilung der Artikel (TV=Tierversuch, LV=Laborversuch)

Evidenzgrade	**I**	**II**	**III**	**IV**	**V**	**TV**
Artikelanzahl	1	8	0	12	3	21+1 LV

Der überwiegende Anteil der Artikel erhält einen Evidenzgrad IV, in dem hauptsächlich deskriptive Studien zur Anwendung kommen. In der Regel handelt es sich dabei um prospektive, selten retrospektive nicht randomisierte Studien, denen eine Kontrollgruppe mit konventionellen Versorgungsmaßnahmen fehlt. Ein unzureichender Beobachtungszeitraum, der nicht an die theoretische maximale Abbauzeit reicht, führt in vielen Fällen zu einer Abstufung des Evidenzgrades der Studie. Durch die Neueinführung bioresorbierbarer Produkte in den letzten zwei Jahrzehnten werden die etablierten und bewährten Metallimplantate nur langsam verdrängt. Langzeitstudien sind von größter Wichtigkeit, zeigen aber die Schwierigkeiten bei der Planung einer solchen Studie. Leider wird in den wenigsten Studien auf das Randomisierungsverfahren eingegangen, so dass nicht nachzuvollziehen ist, ob es sich dabei um eine richtige Randomisierung oder eher um eine zufällige Zuteilung handelt, bei der sich Neigungen oder Wünsche des Chirurgen widerspiegeln.

Zusammenfassend lässt sich bezüglich der erreichten Evidenz bei den bioresorbierbaren Versuchen sagen, dass viel Zeit in die Studien investiert wurde, die Ergebnisse aber nicht alle Fragen beantworteten. Die Wissenschaftler sind also dahingehend zu beraten oder zu schulen, dass eine möglichst hochwertige Studie erreicht wird, um daraus klinische Rückschlüsse ziehen zu können. So kann über die wirklichen Langzeitwirkungen, wie der Karzinogenität der Polymere nur gemutmaßt werden, da die längsten Studienzeiten nur bis 7 Jahre die Patienten oder Tiere überwacht haben, Mikrofragmente des Materials zu diesem Zeitpunkt aber immer noch in Lymphknoten nachzuweisen waren. Wie der Körper auf Dauer auf derlei Residuen reagiert bleibt abzuwarten.

5.2. Biokompatibilität der einzelnen Materialien

Polylaktid Säure ((SR) PLLA)

Die Polylaktidsäure wird bei den von uns gefundenen Artikeln klinisch bei folgenden humanen Anwendungen verwendet: Unterkiefer (Dysgnathie und mediane Frakturen), Jochbein, Orbitabodenrekonstruktion. Im Tierversuch kommt die Polylaktidsäure im Unterkiefer (Collumfrakturen, Osteotomien), Orbitarekonstruktion, Craniotomien, Femurfrakturen mit intramedullären Nägeln, Rekonstruktion des vorderen Kreuzbandes und der subkutanen Rekonstruktion zur Anwendung.

Über die normalen Wundheilungsschritte (Entzündungsphase, reparative Phase, regenerative Phase) hinaus, kommt es bei zwei verschiedenen Applikationen zu weitergehenden Komplikationen, die in manchen Fällen einer Entfernung des restlichen Polymers bedurften. In der Studie (Bergsma JE et al. 1995) berichtet der Autor über eine transiente Schwellung nach Jochbeinversorgung aller beobachteten Patienten über dem Implantat. Über eine aseptische Weichteilschwellung über dem Implantat berichtet die Studie (Eitenmuller J et al. 1996) in 52% der Fälle, die Studie (Bostman OM et al. 1995) in 2% der Fälle und die Studie (Bucholz RW et al. 1994) in 35% der Fälle nach Versorgung von Sprunggelenkfrakturen.
Die Schwellungen sind streng oberhalb des Implantationsortes anzutreffen und treten zwischen 2 Jahren und 3 Jahren auf. Dabei ist die Kontur der Schrauben und Platten nach wie vor palpabel. Mikroskopisch zeigt sich eine Fremdkörperreaktion ohne Anzeichen einer Entzündung. Im Zentrum der zystischen Formationen finden sich Reste der PLLA Platte und Schrauben. Dabei sind diese mit anheftendem Bindegewebe umhüllt, in welchem sich Makrophagen, Fremdkörperriesenzellen und Fibrozyten befinden. Diese Zellen beinhalten reichlich lamelläres oder kristallartiges PLLA Material, mit einer minimalen Dicke von 22 nm. Darüber hinaus befindet sich das PLLA Material im extrazellulären Raum zwischen den Kollagenfasern. Während der ersten 2 Jahre kommt es zu keiner Fremdkörperreaktion oder einer Entzündung. Die nach 3 Jahren ersichtliche Gewebereaktion kann durch eine Veränderung der PLLA Morphologie hervorgerufen werden. Ebenfalls kann die Auflösung zu einer Änderung der biomechanischen Eigenschaften des PLLA geführt haben. Während der ersten 3 Jahre wird das PLLA hauptsächlich über die Hydrolyse abgebaut und zerfällt dabei in kleine kristallartige Fragmente unterschiedlicher Größe. Diese kleinen Partikel sind die letzten stabilen und sichtbaren PLLA Abbauprodukte. Die Anwesenheit dieser kleinen intrazellulären Partikel rufen die Fremdkörperreaktion hervor. Dabei ist die Partikelgröße und die geometrische Form von entscheidender Bedeutung. Durch den Zerfall kommt es zu einem 40 bis 65% Volumenanstieg im Vergleich zu den Ausgangsformen (Platten und Schrauben). Die Quantität des implantierten Materials im Verhältnis zur Abbaurate dieses Materials, sowie die lokale Gewebetoleranz und das

Abtransportpotential ist ausschlaggebend für die Manifestation einer Fremdkörperreaktion (Bergsma EJ et al. 1993).

Diese Komplikationen unterscheiden sich lediglich vom Zeitpunkt des Auftretens, so entwickeln die Patienten am Sprunggelenk nach 12 bis 22 Monaten und die Patienten am Jochbein nach 3 bis 5 Jahren eine Schwellung, hervorgerufen durch den schlagartigen Anstieg des kristallinen Volumens. Es existiert nur eine weitere humane Studie, die den kritischen Zeitraum bis zu 5 Jahren beobachtet, dabei handelt es sich um die Orbitarekonstruktion mit einem PLLA Mesh (Cordewener FW et al. 1996). Bei allen anderen Studien sind die Beobachtungszeiträume beim Menschen (Mandibula und Rippen) zu kurz gewählt um die oben genannten Komplikationen darzustellen oder es handelt sich um Tierversuche, bei denen eine intraosseäre Implantation des PLLA erfolgte (Femur, Cranium) und durch das abgeschlossene Kompartiment eine solche Weichgewebereaktion nicht auftreten konnte. Bei den beschwerdedominierenden Applikationsorten handelt es sich um oberflächlich gelegene Implantationsorte, bei denen das PLLA Implantat nur wenige Milimeter unterhalb der Hautoberfläche zu liegen kommt. Es liegt nahe anzunehmen, dass die Durchblutung und der damit verbundene Stoffwechsel nicht ausreicht, die schlagartig anfallenden PLLA Partikel zu eliminieren. Diese Theorie wird dadurch untermauert, dass bei gleichem Versuchsdesign wie oben erwähnt mit volumenreduzierten PLLA Implantaten am Sprunggelenk keine Komplikationen nachgewiesen werden konnten (Eitenmuller J et al. 1996). Es handelt sich also um die Korrelation zwischen den Abbauprodukten die pro Zeiteinheit anfallen und den Durchblutungsverhältnissen vor Ort. Liegt sie zugunsten der abgebauten Menge an PLLA, kommt es zu einer transienten Schwellung. Verschiebt sich das Verhältnis zugunsten der Durchblutungsverhältnisse wird die Degradation problemlos verkraftet.

In gut vaskularisierten Implantationsorten, wie dem Jochbein kommt es trotz langsamer Degradationsrate des PLLA zur Ausbildung von Fremdkörperreaktionen. Das mag implizieren, dass die lange Präsenz des PLLA Fragmente die lokale Gewebetoleranz überschreitet (Bergsma EJ et al. 1993).

Bei den intraosseär eingesetzten Implantaten werden die Degradationsstoffe direkt durch das Knochenmark abtransportiert oder sie gelangen in kleinen Portionen transosseär in das umgebende Weichgewebe und werden dort komplikationslos verstoffwechselt.
PLLA Partikel der Größe 10 bis 100 µm konnten noch nach 5 Jahren in der Orbita und Jochbeinnähe im umliegenden Bindegewebe und im Knochenmark nachgewiesen werden, so dass diesbezüglich keine der Studien eine wahre Aussage darüber machen kann, was sich jenseits der 6 Jahre entwickelt.
Der Abbau von α-Polyester PLLA Material ergibt saure Zerfallsprodukte. Es wird vermutet, dass diese Produkte zu der verzögerten Entzündungsreaktion beisteuern und bei der Osteolyse beteiligt sind (Bucholz RW et al. 1994). PLLA bewirkt eine Osteolyse während des Abbauprozesses mit stellenweise auftretenden Osteonekrosen, die aber aufgrund des im Tierversuch nachgewiesenen osteokonduktiven/osteogenen Effektes des PLLA innerhalb von 6 Wochen durch neue Osteoblasten mit neuem Knochen ersetzt werden. Im Tierversuch konnte keine Zunahme der Osteopenie nachgewiesen werden, so dass sich Knochenabbau und Knochenneubildung die Waage halten. Bezüglich der Kallusbildung gilt folgende Regel, kann durch eine PLLA Zugschraube bei medianen humanen Unterkieferfrakturen eine ausreichende Stabilität der Frakturenden erreicht werden, kommt es nicht zur Kallusbildung. Sind die Frakturenden hingegen durch intramedulläre PLLA Nägel nicht ausreichend gegeneinander fixiert kann es zu einer Kallusbildung um den Frakturspalt kommen. Identisch reagieren Patienten, die mit Metallimplantaten versorgt wurden.
Im Tierversuch (Pistner H et al. 1994) konnte nachgewiesen werden, dass es zu einer Versprödung des spritzgegossenen PLLA von außen nach innen kam und eine Art Rindenbildung erfolgte. In dem Beobachtungszeitraum kam es allerdings nicht zur Ausbildung von Hohlräumen im Inneren des Implantates, wie es die Studie (Mainil-Varlet P et al. 1997) für PLLA beschreibt, obwohl es sich um das gleiche spritzgegossene Material handelt. Allerdings ist die Rindenbildung durch die verstärkte Orientierung der Polymerketten in Oberflächennähe gegenüber dem Zentrum zu erklären und ein Ergebnis des Spritzgussverfahrens (Mainil-Varlet P et al. 1997). Die Ausbil-

dung von Hohlräumen innerhalb des Implantates während der Degradation von PLLA Pins kommt durch die Ansammlung von sauren Polymerresten zustande, welche durch einen autokatalytischen Prozess der Polymerdegradation entsteht. Diese Autokatalysereaktion findet normalerweise im Kern des Materials statt, in dem die Abbauprodukte nicht über die äußeren Medien neutralisiert werden können. Die Ausbildung dieser Hohlräume kann zu einem Ausbruch von sauren Resten aus dem Implantat führen. Das Säureexplosionsphänomen des abgebauten PLLA Materials oder anderer Hydroxylsäuren sind für die späte Entzündungsreaktion verantwortlich (Gogolewski S 2000).

Systemisch scheinen die Abbauprodukte keinen Einfluss auf die Atmung wie mögliche Hyperventilation zum Ausgleich der metabolischen Azidose, den lokalen oder systemischen pH Wert mit möglicher Azidose durch Laktat, Pulsfrequenz mit möglicher Stoffwechselbeschleunigung zum Abtransport der sauren Valenzen oder Panikattacken zu haben.

Subkutane Implantationsorte werden häufig für Studien mit PLLA Materialien ausgewählt. Die Ergebnisse dieser Studien offenbaren eine kanzinogene Antwort auf Polymer Disks. In den Jahren 1990 bis 2000 deckten einige Wissenschaftler bei der Anwendung dieser Methode die Entstehung von Fibrosarkomen bei einer Vielzahl von Materialien auf. Die Ergebnisse dieser Untersuchungen schlugen Alarm bei vielen ursprünglich angenommen biokompatiblen Materialien, die sich jetzt als karzinogen erwiesen. Subsequente Studien wurden entworfen, um den Einfluss der Form des getesteten Materials und die Weichteilantwort zu untersuchen. Dabei wurde eine Neigung zur Tumorentstehung bei planen, glatten Oberflächen des Implantates festgestellt, unabhängig vom Material. Ob das Material allerdings einen karzinogenen Effekt oder eine Potenz zur Organdestruktion hat, die erst Jahre später auftreten können, kann nicht ausgeschlossen werden.

Es fallen keine Unterschiede zwischen SR PLLA und PLLA auf.

Die Weichgewebereaktion auf langsam resorbierende Polymere, wie das PLLA, ist mild und schließt Fibroblasten, Histiozyten, Fremdkörperriesenzellen und Makrophagen, aber keine Lymphozyten oder Plasmazellinfiltrationen innerhalb der ersten 4

Jahren nach subkutaner Implantation ein. Es sollte jedoch nicht vergessen werden, dass in einigen Publikationen über die Anwesenheit von Lymphozyten, Mastzellen, Plasmazellen, eosinophilen Granulozyten und Lymphozyten berichtet wird. Die Reinheit des Implantates kann Grund für die unterschiedlich berichteten Weichgewebereaktionen auf PLLA sein. Die Knochenreaktion auf PLLA ist im allgemeinen gut. Im Vergleich zu Metallimplantaten geschieht die Knochenheilung und damit die Durchbauung des Frakturspaltes mit PLLA Implantaten schneller, so dass man auf eine knocheninduktive Eigenschaft des PLLA schließen kann (Suuronen R 1991). PLLA degradiert in vivo schneller als in vitro Versuchen. Damit sind in vivo Versuchen zusätzliche Abbauprozesse beteiligt. Enzyme beschleunigen den Abbau.
PLLA eignet sich nicht für die oberflächliche Implantation, da es in allen humanen Fällen, die einen ausreichenden Beobachtungszeitraum aufweisen zu Spätkomplikationen kam. Ein Hinweis bezüglich der intraosseären Implantation (intramedulläre Nägel) kann ebenfalls nicht abgegeben werden, da es sich ausschließlich um kurze Tierstudien unter 3 Jahren handelt. Die Biokompatibilität ist nicht tollerabel. Reines PLLA besitzt aufgrund seiner Kristallinität eine ausgesprochen lange, in der Frakturbehandlung unnötige Resorptionszeit, so dass das Polymer PLLA zur Behandlung im Mittelgesicht nicht zu empfehlen ist.
In den Humanstudien ist die Anzahl der Patienten klein und das Follow up von 1 bis 2 Jahren zu kurz. Eine Patientenanzahl von bis zu 11 lässt keine statistisch relevante Aussage über die Komplikationsrate zu. Bei dem gewählten Follow up von einem Jahr können keine Spätkomplikationen erfasst werden.

(SR) PLDLLA

(SR) PLDLLA (70/30) wird in den ausgewählten Studien in der Mund-, Kiefer- und Gesichtschirurgie im Tierversuch zur Unterkieferosteotomie, in der Neurochirurgie zur Craniotomie am adulten Patienten eingesetzt.
In keiner der Studien (Rehm KE et al. 1994) kommt es weder beim Menschen, noch beim Tier in den Beobachtungszeiträumen zu Komplikationen. Allerdings existiert

nur eine Studie, die über die maximale Resorptionszeit von 1 ½ Jahren hinausgeht. Die Studie (Rehm KE et al. 1994) beobachtet sowohl Tiere als auch Menschen über 2 Jahre und bemerkt lediglich eine flüchtige Entzündung innerhalb seiner 57 Patienten umfassende Untersuchungsgruppe. Alle Autoren beobachten den normalen Prozess der Wundheilung, ohne Ausbildung von Osteolysen.

Der Abbau des Copolymers vollzieht sich wie beim PLLA von der Peripherie des Implantates in das Zentrum und wird zunächst mit Granulationsgewebe und anschließend mit neuem Knochen ersetzt.

Bezüglich der Biokompatibilität besteht kein Unterschied zwischen SR PLDLLA und PLDLLA sowie den unterschiedlichen Mischungsverhältnissen 70/30 und 60/40. Schließend lässt sich sagen, dass die Biokompatibilität in o.g. Einsatzgebieten gut ist, allerdings mangelt es an humanen Studien. Eine Anwendung bei der Unterkieferversorgung ist zwar denkbar, bedarf aber weiterer gut ausgewählter Langzeitstudien.

PLA/PGA

PLA/PGA im Mischungsverhältnis 80/20 kommt in der Mund-, Kiefer- und Gesichtschirurgie im Tierversuch bei Kieferwinkeloperationen und in humanen Studien bei plastischen Kinnoperationen, bei der Jochbeinfrakturversorgung am Menschen, bei Craniotomien in der Neurochirurgie beim Mensch und Tier zur Anwendung. Das ungewöhnliche Mischungsverhältnis des PLA/PGA von 20/80 wird für intramedulläre Femurnägel im Tierversuch verwendet (van der Elst M et al. 1999).

In den humanen Studien kam es zu keinerlei Komplikationen oder Osteolysen mit dem Copolymer PLA/PGA innerhalb der maximalen Beobachtungzeiträume von 2 Jahren. Das Material ist nahezu vollständig nach 13 Monaten abgebaut. Anders verhält sich das Degradationsverhalten im Knochen bei den intramedullären Nägeln, die über 2 ½ Jahren zum Abbau benötigen (van der Elst M et al. 1999). Lediglich beim Tierversuch in der Mund-, Kiefer- und Gesichtschirurgie entwickelte sich bei einem von 4 Hunden ein steriles Serom innerhalb der ersten 6 Monate bei der Versorgung von Kieferwinkelfrakturen. Ebenfalls wird über die Entwicklung einer heftigen

Fremdkörperreaktion bei einem von 7 Schafen nach Implantation von PLA/PGA intramedullären Nägeln (van der Elst M et al. 1999) und über ein flüchtiges Erythem beim Menschen (Enislidis G et al. 1998) berichtet.
Beim Copolymer handelt es sich um ein gut untersuchtes bioresorbierbares Produkt, welches bei der Anwendung am Menschen komplikationslos eingesetzt werden kann. Die beim Tierversuch aufgetretenen Fremdkörperreaktionen und das Serom sind unspezifische Komplikationen, die Material unabhängig sind und ebenso bei metallischen Implantaten auftreten können. Insofern kann dem Copolymer eine gute Biokompatibilität zugesprochen werden.

(SR) PGA

SR PGA findet in der Orthopädie bei der osteochondralen Frakturversorgung sowie der Sprunggelenkfrakturversorgung des Menschen Anwendung. Als PGA wird das Polymer ebenfalls in der Sprunggelenkfrakturversorgung des Menschen und im Tierversuch, als auch in humanen Studien bei der Versorgung von Femurfrakturen mit intramedullären Nägeln, Mittelhand- und Fingerfrakturen eingesetzt.
In sämtlichen Studien kam es zu Gewebereaktionen, wie die Ausbildung eines Erythems (11%), Synovitis (8%), sterile fluktuierende Schwellungen (11%), Fistelbildung (50%), spontane Sinusausbildung (25%), bis hin zu Osteolysen mit Zerstörung eines von 12 Schafsknien. Wurden anfänglich Farbstoffe (dunkel grüne Chinone) für die 18% Wahrscheinlichkeit über alles verantwortlich gemacht, so wurden nach Einführung der neueren farblosen PGA Generation immerhin noch eine 4,5% Wahrscheinlichkeit für oben genannte Komplikationen nachgewiesen. Auffällig ist, wie bei den PLLA Polymeren, dass diese Komplikationen gehäuft bei subkutanen Anwendungen vorkommen und bei intramedullären Nägeln eine solche Reaktion ausbleibt. Dabei spielt auch hier eine ähnliche Situation wie für das PLLA eine Rolle, indem innerhalb der ersten 12 Wochen schlagartig PGA Abbauprodukte anfallen und durch den lokalen Stoffwechsel nicht abtransportiert werden können und damit Fis-

teln oder Sinusformationen ausgebildet werden, um die angefallenen Abbauprodukte des PGA nach außen zu drainieren.

Die osteolytischen Formationen, die noch nach 2 Jahren zu sehen sind, werden im Rahmen des osteoinduktiven Effektes des PGA mit neuem Knochen ersetzt. Bei manchen Patienten sieht man den Bohrkanal noch nach 1 Jahr, bei anderen scheint der Bohrkanal noch vor Ablauf eines Jahres mit neuem Knochen aufgefüllt zu sein. Dieses Phänomen beruht auf der individuellen Fähigkeit die PGA Implantate zu resorbieren (Mainil-Varlet P et al. 1997).

Der Abbau von PGA geschieht hauptsächlich über die Hydrolyse, welche in den amorphen Regionen beginnt, um anschließend in den kristallinen Regionen fortzufahren (Dijkema AR et al. 1993). Bei den Blockformen, erfolgt der Abbau im Zentrum des Implantates mit einem autokatalytischen Effekt im Innern des Materials, wo die Karboxylendketten sitzen. Eine nur teilweise abgebaute Oberfläche stellt sich in der Peripherie dar, die Dicke dieser Schicht ist abhängig von den lokalen Diffusionsbedingungen (van der Elst M et al. 1995). Die fibrösen, orientierten Elemente des SR PGA sind offenbar konstanter gegen die Hydrolyse, als hauptsächlich sphärische Strukturen der spritzgegossenen PGA Stäbe. Das Resorptionsverhalten zwischen Peripherie und Zentrum zeigt deutlich den Unterschied zwischen den relativ hohen und den relativ niedrig gesinterten (reinforced) Gebieten. Die große Oberfläche ermöglicht die Diffusion von Wasser in die Stäbe und führt zu einer effektiven Hydrolyse. Das Matrix Material verliert schneller seine Haltbarkeit, als das verstärkte Material. Der größere Massenverlust und die schnellere Abnahme der mechanischen Festigkeit der Stäbe in vivo als in vitro ist ein Indikator für die Beteiligung der Enzyme und Lipide im Abbauprozess der PGA Implantate (Kumta SM et al. 1992). Bezüglich des verstärkten SR PGA und dem normalen PGA bestehen keine Unterschiede im Komplikationsverhalten.

Fälle die über sterile Zystenbildung berichten sind häufiger bei PGA Implantaten, die schneller resorbiert werden, als PLLA zu finden. Der Grund dafür kann eine Unsauberkeit des Materials, Knochenüberbohrung oder einer instabilen Implantatposition sein, die Mikrobewegungen am Knochen Implantat Interface zulässt.

Trotz der Entwicklung eines farblosen PGA ist die Komplikationsquote mit 4,5% unakzeptabel hoch, so dass dem Polymer keine gute Biokompatibilität für oben genannte Anwendungen zugesprochen werden kann.

Polydioxanon (PDS)

PDS wird klinisch in humanen Studien bei der Orbitarekonstruktion, zur Fixation der AC-Gelenksprengung und zur Rekonstruktion des vorderen Kreuzbandes eingesetzt. Im Tierversuch kommt PDS bei der Orbitarekonstruktion zum Einsatz.

Sowohl in den humanen Studien (Diehl K et al. 1987, Dietz A et al. 2001, Keller HW und Rehm KE 1991), als auch beim Tierversuch (Merten HA und Luhr HG 1994) kam es zu keinen größeren Komplikationen und die Einheilung der PDS Folien erfolgte reizfrei, trotz der Anwendung verschieden dicker Folien. Durch eine Perforation der Folie wird eine höhere Endstabilität der bindegewebigen Narbenplatte erreicht und gleichzeitig die Wahrscheinlichkeit einer Seromentwicklung minimiert.

Außer einer leichten oberflächlichen Hautrötung über dem Knie kamen die Untersucher bei der Rekonstruktion des vorderen Kreuzbandes zu gleichen Ergebnissen.

Lediglich bei der Versorgung einer AC-Gelenksprenung mit einer PDS Kordel kam es in 7% zur Ausbildung einer sterilen Fistel am Schultergelenk. Zu weiteren 21% kam es im Schultergelenk in Knotennähe zu Abstoßungsreaktionen.

Nach drei Jahren konnten keine Abbauprodukte im umliegenden Gewebe mehr nachgewiesen werden.

PDS besitzt eine bedingt gute Biokompatibilität. Die genannten Komplikationen sind ähnlich wie bei der Anwendung des reinen PLLA oder PGA Probleme des Polymerangebotes und dem lokalen Stoffwechsel, und der scheint sich in Knotennähe zum Polymerangebotes zu verschieben. Das heißt die Durchblutungsverhältnisse reichen nicht aus, das anfallende PDS abzutransportieren und somit kommt es zur Ausbildung von Fisteln, die in der Regel komplikationslos abheilen.

Poly ε-Caprolacton (PCL)

Das Terpolymer ist bisher lediglich in einer Tierstudie (Tams J et al. 1995) bei der Versorgung von Mandibulafrakturen beim Hund eingesetzt worden. Bei der einjährigen Studie zeigten sich keine Entzündungs-, Abstoßungs- oder Fremdkörperreaktionen.

Leider ist bezüglich der Biokompatibilität keine schließende Aussage zu treffen, da die Studienanzahl, die Probandenfallzahl und der Beobachtungszeitraum zu klein, beziehungsweise zu kurz waren. Damit kann über die Langzeitwirkung kein Statement abgegeben werden.

Polytyrosin Carbonat

Von verschiedenen Autoren (Choueka J et al. 1996, Hooper KA et al. 1998, James K et al. 1999, Pyhalto T et al. 2002, Tangpasuthadol V et al. 2000) wird die Biokompatibilität des Tyrosin allgemein als gut beschrieben, allerdings muss dazu gesagt werden, dass bezüglich der menschlichen Biokompatibilität keine Aussagen gemacht werden können, da diesbezüglich keine humanen Studien existieren.

Bei der Anwendung im Tierversuch kam es aber im unzureichenden Beobachtungszeitraum von maximal 3 ½ Jahren zu keinen nennenswerten Komplikationen. Die Materialien weisen eine geringe Zytotoxizität auf und reagieren damit von allen bekannten bioresorbierbaren Polymeren am mildesten.

Es kommt zu keinen Osteolysen, sondern dem Material wird eine osteogene/osteoinduktive Potenz zugeschrieben. Vielmehr kommt es zu einem direkten Knochen Implantat Kontakt. Mit 73% hat DTE die höchste Knochenbindungskapazität aller Polymere.

Bezüglich der Folgen des Gesamtabbaus und eventuell auftretende Spätkomplikationen kann keine Aussage gemacht werden. Über die Anwendung am Menschen liegen keine Erkenntnisse vor.

Somit steckt ein großes Potential im DTE, welches aber mit gut überlegten Studien kontrolliert werden muss.

Die Gewebereaktion auf bioresorbierbare Polymerimplantate ist meistens von der chemischen Zusammensetzung, der Degradationsrate und der Toxizität der Abbauprodukte abhängig. Ebenso spielen physikalische Faktoren, wie die Form, die physikalische Struktur, die Maße des Implantates, die Belastung an der Implantatoberfäche und die Mikrobewegungen an dem Knochen-Implantat Interface eine Rolle bei der Gewebeantwort. Ein großes Implantat mit hohem Degradationsverhalten des Polymers kann zu einer größeren Entzündung führen, als ein kleines Implantat mit langsamen Abbauverhalten. Die Entzündungsreaktion kann verstärkt durch eine instabile Implantatpositionierung, die Mikrobewegungen zulässt ausfallen.
Die Dicke der das Implantat umgebenden fibrösen Membran ist ein Index dafür, wie biokompatibel das Material ist. Weiterhin werden die Implantatchemie, die Implantatgröße, die Form und die räumliche Struktur sowie der Implantationsort und die Dauer untersucht und eine Beziehung zur lokalen Gewebereaktion verantwortlich gemacht.
Die Größe der Implantate beeinflussen die biologische Antwort dahingehend, dass je größer das zu resorbierende Material ist, desto größer ist die Gewebeverdrängung und Destruktion bei der Implantation. Dies kann zu einer größeren Narbe und demzufolge zu einer dickeren fibrösen Kapsel um das Implantat führen.
Die Implantatform zeigt eine größere lokale Gewebereaktion um die Ecken und Kanten des implantierten Materials, dieses Phänomen wird „Clubbing“ genannt. Diese Clubbing Reaktion wird bedingt durch kontinuierliche Bewegungen des Gewebes gegen die scharfen Konturen des Implantates. Eine Komponente der Gewebereaktion ist das mechanische Trauma, verursacht durch die Anwesenheit des Implantates selbst. Mechanisches Trauma und chemische Reaktion verursachen eine Gewebereaktion, die sich als Entzündung, die zu einer Fibrose führen kann darstellt. Die geringste Reaktion wird an Implantaten gefunden, die einen runden Querschnitt besitzen.
Die räumliche Struktur des Implantates scheint einen signifikanten Einfluss auf die Gewebeantwort zu haben. Makrophagen besitzen eine größere Affinität zu irregulären, rauen Oberflächen in vivo und in vitro Versuchen. Kleine Luftblasen, die an der Implantatoberfläche anhaften interagieren mit vorhandenen Proteinen. Die Anwesen-

heit von Lufteinschlüssen hat einen größeren Einfluss auf die biologische Antwort als die chemische Oberfläche des Materials.

Wir erinnern uns, dass die Entzündungsreparaturantwort eine obligatorische Reaktion auf ein chirurgisches Trauma nach Implantation ist, daher kann man davon ausgehen, dass die biologische Antwort auf bioresorbierbare Materialien ein normaler Prozess in der Wundheilung ist (Spector M et al. 1989).

Ergebnisse aus den Tierversuchen, können nicht auf den Menschen bezogen werden.

6. ZUSAMMENFASSUNG

Aus den vorliegenden Studienprotokollen kann keine eindeutige Aussage darüber gemacht werden, welches der verwendeten Polymere innerhalb unterschiedlicher medizinischer Anwendungen biokompatibel ist. Unterschiedliche Gewebecharakteristika der Implantationsorte erlauben keine einheitliche Beurteilung der Eigenschaften von Polymeren.

Die Degradationsfaktoren, die nicht kontrolliert werden können, sind empfängerspezifische Reaktionen auf das implantierte Material. Die Abwehrmechanismen unterscheiden sich innerhalb verschiedener Spezies und sind individuell verschieden.

Mechanische und chemische Faktoren sind für die Ausbildung der fibrösen Kapsel um das Implantat verantwortlich.

Die lokale Gewebereaktion auf Biomaterialien ist charakterisiert als eine chronische Entzündungsantwort und in manchen Fällen als Fremdkörpergranulom. Man vermutet die Entstehung der Fremdkörperreaktionen durch den schnellen Anfall von Abbauprodukten, so dass der Körper lokal nicht mehr die Möglichkeit hat, diese von selbst zu eliminieren.

Klinische Komplikationen wurden nahezu für alle bioresorbierbaren Materialien beschrieben. Drei Haupttypen von Abstoßungsreaktionen sind sterile Sinusformationen, ausgeprägte fibröse Einkapselungen des Implantates und Knochenresorptionen.

Manche der Polymere (PLLA und PGA) scheinen in ihrer derzeitigen Zusammensetzung überholt und sind für die chirurgische Anwendung am Menschen nicht zu empfehlen.

Vielversprechend sind die Ergebnisse mit dem Copolymer (PDLLA) und den Polymeren Caprolacton und Tyrosin. Vor der Einführung in die Klinik, bedarf es randomisierter kontrollierter Humanstudien, die das Degradationsverhalten über einen ausreichend langen Beobachtungszeitraum untersuchen.

7. CONCLUSION

The question on biocompatibility of polymers is still not fully answered. Different types of investigated tissues with different composition and quality complicate that answer. Furthermore the degradation process itself is a host specific reaction on the implanted material and the host immune system is strongly influencing biocompatibility. Biomechanical and chemical factors are responsible for the formation of a fibrous capsule surrounding the implant. Mechanical trauma induced by (micro-) mobility of the implanted material results in thickening of the fibrous capsule. The reaction of the local tissues on the implanted biomaterials is histopathologically characterized by features of chronic inflammation sometimes even by a foreign body granuloma. The foreign body reaction again is part of the wound healing itself.

Clinically relevant complications are published for any bioresorbable material. Mainly sterile sinus tract formation, extended fibrous encapsulation of the implanted material and bone resorption are described.

However there are promising results concerning the co-polymer PDLLA and the polymer caprolactone and tyrosine. Prior to clinical applications randomized controlled clinical trials are required to investigate the degradation process over an adequate observation period.

8. ABBILDUNGEN UND TABELLEN

ABBILDUNGSVERZEICHNIS

TABELLENVERZEICHNIS

9. LITERATURVERZEICHNIS

1. Bergsma EJ, Rozema FR, Bos RR et al. (1993) Foreign body reactions to resorbable poly(L-lactide) bone plates and screws used for the fixation of unstable zygomatic fractures. J Oral Maxillofac Surg; 51: 666-670

2. Bergsma JE, de Bruijn WC, Rozema FR et al. (1995) Late degradation tissue response to poly(L-lactide) bone plates and screws. Biomaterials; 16: 25-31

3. Bergsma JE, Rozema FR, Bos RR et al. (1994) Poly(L-Lactic) acid implants in repair of defects of the orbital floor. A five-year animal study. Cells Materials; 4: 31-36

4. Bostman O, Partio E, Hirvensalo E et al. (1992) Foreign-body reactions to polyglycolide screws. Observations in 24/216 malleolar fracture cases. Acta Orthop Scand; 63: 173-176

5. Bostman OM, Pihlajamaki HK, Partio EK et al. (1995) Clinical biocompatibility and degradation of polylevolactide screws in the ankle. Clin Orthop; 101-109

6. Bucholz RW, Henry S, Henley MB. (1994) Fixation with bioabsorbable screws for the treatment of fractures of the ankle. J Bone Joint Surg Am; 76: 319-324

7. Choueka J, Charvet JL, Koval KJ et al. (1996) Canine bone response to tyrosine-derived polycarbonates and poly(L-lactic acid). J Biomed Mater Res; 31: 35-41

8. Cordewener FW, Bos RR, Rozema FR et al. (1996) Poly(L-lactide) implants for repair of human orbital floor defects: clinical and magnetic resonance imaging evaluation of long-term results. J Oral Maxillofac Surg; 54: 9-13

9. Diehl K, el Ahmad M, Franzl K. (1987) Capsular ligament surgery of the knee joint with resorbable materials. 5-year clinical experience with Vicryl and PDS ligaments. Z Orthop Ihre Grenzgeb; 125: 467-472

10. Dietz A, Ziegler CM, Dacho A et al. (2001) Effectiveness of a new perforated 0.15 mm poly-p-dioxanon-foil versus titanium-dynamic mesh in reconstruction of the orbital floor. J Craniomaxillofac Surg; 29: 82-88

11. Dijkema AR, van der EM, Breederveld RS et al. (1993) Surgical treatment of fracture-dislocations of the ankle joint with biodegradable implants: a prospective randomized study. J Trauma; 34: 82-84

12. Edwards RC, Kiely KD, Eppley BL. (2000) Resorbable fixation techniques for genioplasty. J Oral Maxillofac Surg; 58: 269-272

13. Eitenmuller J, David A, Pommer A et al. (1996) Surgical treatment of ankle joint fractures with biodegradable screws and plates of poly-l-lactide. Chirurg; 67: 413-418

14. Enislidis G, Pichorner S, Lambert F et al. (1998) Fixation of zygomatic fractures with a new biodegradable copolymer osteosynthesis system. Preliminary results. Int J Oral Maxillofac Surg; 27: 352-355

15. Eppley BL, Prevel CD. (1997) Nonmetallic fixation in traumatic midfacial fractures. J Craniofac Surg; 8: 103-109

16. Eppley BL, Reilly M. (1997) Degradation characteristics of PLLA-PGA bone fixation devices. J Craniofac Surg; 8: 116-120

17. Gogolewski S. (2000) Bioresorbable polymers in trauma and bone surgery. Injury; 31 Suppl 4:28-32

18. Harada K, Enomoto S. (1997) Stability after surgical correction of mandibular prognathism using the sagittal split ramus osteotomy and fixation with poly-L-lactic acid (PLLA) screws. J Oral Maxillofac Surg; 55: 464-468

19. Hirata T, Fukuse T, Mizuno H et al. (1999) Clinical application of biodegradable rib connecting pins in thoracotomy. Thorac Cardiovasc Surg; 47: 183-187

20. Hooper KA, Macon ND, Kohn J. (1998) Comparative histological evaluation of new tyrosine-derived polymers and poly (L-lactic acid) as a function of polymer degradation. J Biomed Mater Res; 41: 443-454

21. James K, Levene H, Parsons JR et al. (1999) Small changes in polymer chemistry have a large effect on the bone-implant interface: evaluation of a series of degradable tyrosine-derived polycarbonates in bone defects. Biomaterials; 20: 2203-2212

22. Kallela I, Iizuka T, Salo A et al. (1999) Lag-screw fixation of anterior mandibular fractures using biodegradable polylactide screws: a preliminary report. J Oral Maxillofac Surg; 57: 113-118

23. Kallela I, Tulamo RM, Hietanen J et al. (1999) Fixation of mandibular body osteotomies using biodegradable amorphous self-reinforced (70L:30DL) polylactide or metal lag screws: an experimental study in sheep. J Craniomaxillofac Surg; 27: 124-133

24. Keller HW, Rehm KE. (1991) The management of complete shoulder joint dislocation without metallic implants. Unfallchirurg; 94: 511-513

25. Kumta SM, Spinner R, Leung PC. (1992) Absorbable intramedullary implants for hand fractures. Animal experiments and clinical trial. J Bone Joint Surg Br; 74: 563-566

26. Mainil-Varlet P, Curtis R, Gogolewski S. (1997) Effect of in vivo and in vitro degradation on molecular and mechanical properties of various low-molecular-weight polylactides. J Biomed Mater Res; 36: 360-380

27. Majola A, Vainionpaa S, Vihtonen K et al. (1991) Absorption, biocompatibility, and fixation properties of polylactic acid in bone tissue: an experimental study in rats. Clin Orthop; 260-269

28. Merten HA, Luhr HG. (1994) Resorbable synthetics (PDS foils) for bridging extensive orbital wall defects in an animal experiment comparison. Fortschr Kiefer Gesichtschir; 39: 186-190

29. Partio EK, Bostman O, Hirvensalo E et al. (1992) Self-reinforced absorbable screws in the fixation of displaced ankle fractures: a prospective clinical study of 152 patients. J Orthop Trauma; 6: 209-215

30. Peltoniemi HH, Tulamo RM, Pihlajamaki HK et al. (1998) Consolidation of craniotomy lines after resorbable polylactide and titanium plating: a comparative experimental study in sheep. Plast Reconstr Surg; 101: 123-133

31. Pensler JM. (1997) Role of resorbable plates and screws in craniofacial surgery. J Craniofac Surg; 8: 129-134

32. Pietrzak WS, Sarver D, Verstynen M. (1996) Bioresorbable implants-practical considerations. Bone; 19: 109-119

33. Pietrzak WS, Verstynen ML, Sarver DR. (1997) Bioabsorbable fixation devices: status for the craniomaxillofacial surgeon. J Craniofac Surg; 8: 92-96

34. Pistner H, Hoppert T, Gutwald R et al. (1994) Biodegradation von Polylactid-Osteosynthesematerialien im Langzeitversuch. Dtsch Z Mund Kiefer Gesichts Chir; 18 1: 50-53

35. Pulapura S, Kohn J. (1992) Trends in the development of bioresorbable polymers for medical applications. J Biomater Appl; 6: 216-250

36. Pyhalto T, Lapinsuo M, Patiala H et al. (2002) Fixation of distal femoral osteotomies with self-reinforced poly(desamino tyrosyl-tyrosine ethyl ester carbonate) rods: an experimental study on rats. J Orthop Sci; 7: 549-556

37. Quereshy FA, Goldstein JA, Goldberg JS et al. (2000) The efficacy of bioresorbable fixation in the repair of mandibular fractures: an animal study. J Oral Maxillofac Surg; 58: 1263-1269

38. Rehm KE, Helling HJ, Claes L. (1994) Report of the Biodegradable Implants Study Group. Aktuelle Traumatol; 24: 70-73

39. Sackett DL, Richardson WS, Rosenberg W et al. (1999) Evidenztbasierte Medizin/EBM-Umsetzung und -Vermittlung. W. Zuckschwerdt Verlag, München, Bern, Wien, New York

40. Simon JA, Di Cesare PE, Koval KJ. (2000) Bioresorbable materials in orthopaedics. Bull Hosp Jt Dis; 59: 232-240

41. Simon JA, Ricci JL, Di Cesare PE. (1997) Bioresorbable fracture fixation in orthopedics: a comprehensive review. Part II. Clinical studies. Am J Orthop; 26: 754-762

42. Singhatat W, Lawhorn KW, Howell SM et al. (2002) How four weeks of implantation affect the strength and stiffness of a tendon graft in a bone tunnel: a study of two fixation devices in an extraarticular model in ovine. Am J Sports Med; 30: 506-513

43. Spector M., Cease C., Tong-Li X. (1989) The local tissue response to biomaterials. Critical Reviews in Biocompatibility; 5: 269-295

44. Stendel R, Krischek B, Pietila TA. (2001) Biodegradable implants in neurosurgery. Acta Neurochir (Wien); 143: 237-243

45. Steurer J. (1997) Evidence based medicine. Schweiz Rundsch Med Prax; 86: 605

46. Surpure SJ, Smith KS, Sullivan SM et al. (2001) The use of a resorbable plating system for treatment of craniosynostosis. J Oral Maxillofac Surg; 59: 1271-1275

47. Suuronen R. (1991) Comparison of absorbable self-reinforced poly-L-lactide screws and metallic screws in the fixation of mandibular condyle osteotomies: an experimental study in sheep. J Oral Maxillofac Surg; 49: 989-995

48. Suuronen R, Haers PE, Lindqvist C et al. (1999) Update on bioresorbable plates in maxillofacial surgery. Facial Plast Surg; 15: 61-72

49. Suuronen R, Kallela I, Lindqvist C. (2000) Bioabsorbable plates and screws: Current state of the art in facial fracture repair. J Craniomaxillofac Trauma; 6: 19-27

50. Suuronen R, Pohjonen T, Hietanen J et al. (1998) A 5-year in vitro and in vivo study of the biodegradation of polylactide plates. J Oral Maxillofac Surg; 56: 604-614

51. Tams J, Joziasse CA, Bos RR et al. (1995) High-impact poly(L/D-lactide) for fracture fixation: in vitro degradation and animal pilot study. Biomaterials; 16: 1409-1415

52. Tangpasuthadol V, Pendharkar SM, Peterson RC et al. (2000) Hydrolytic degradation of tyrosine-derived polycarbonates, a class of new biomaterials. Part II: 3-yr study of polymeric devices. Biomaterials; 21: 2379-2387

53. Tormala P, Vasenius J, Vainionpaa S et al. (1991) Ultra-high-strength absorbable self-reinforced polyglycolide (SR PGA) composite rods for internal fixation of bone fractures: in vitro and in vivo study. J Biomed Mater Res; 25: 1-22

54. Tuompo P, Arvela V, Partio EK et al. (1997) Osteochondritis dissecans of the knee fixed with biodegradable self-reinforced polyglycolide and polylactide rods in 24 patients. Int Orthop; 21: 355-360

55. van der Elst M, Dijkema AR, Klein CP et al. (1995) Tissue reaction on PLLA versus stainless steel interlocking nails for fracture fixation: an animal study. Biomaterials; 16: 103-106

56. van der Elst M, Klein CP, Blieck-Hogervorst JM et al. (1999) Bone tissue response to biodegradable polymers used for intra medullary fracture fixation: a long-term in vivo study in sheep femora. Biomaterials; 20: 121-128

57. van der Elst M, Kuiper I, Klein CP et al. (1996) The burst phenomenon, an animal model simulating the long-term tissue response on PLLA interlocking nails. J Biomed Mater Res; 30: 139-143

58. van der Elst M, Patka P, van der WC. (2000) Biodegradable implants in fracture fixation: state of the art. Unfallchirurg; 103: 178-182

59. Weiler A, Helling HJ, Kirch U et al. (1996) Foreign-body reaction and the course of osteolysis after polyglycolide implants for fracture fixation: experimental study in sheep. J Bone Joint Surg Br; 78: 369-376

60. Wiltfang J, Merten HA, Schultze-Mosgau S et al. (2000) Biodegradable miniplates (LactoSorb): long-term results in infant minipigs and clinical results. J Craniofac Surg; 11: 239-243

Danksagung

Bedanken möchte ich mich bei allen, die zum Gelingen dieser Arbeit beigetragen haben und mir mit Rat und Tat beigestanden sind. Insbesondere Herrn Professor Dr. Dr. R. Schmelzeisen danke ich ganz herzlich für die Überlassung des Themas und für die Betreuung sowie die Chance für ein halbes Jahr im AO Development Institut in Davos/CH zu arbeiten.

Ebenfalls bedanken möchte ich mich bei meinem direkten Betreuer Herrn R. Curtis (MBA), der mir bei der Erstellung dieser wissenschaftlichen Arbeit eine große Hilfe war und nie die Geduld verlor.

Herzlicher Dank gebührt ebenfalls dem ADI, IT und CID Team des AO Zentrums, die stets ein offenes Ohr für kleinere und größere Probleme hatten und immer mit passendem Rat weiter helfen konnten.

Für das mir entgegengebrachte Vertrauen und die großartige Unterstützung sowie das Verständnis für die sporadische Trennung möchte ich mich schlussendlich bei meiner Frau Sandra Liebehenschel recht herzlich bedanken.

10. LEBENSLAUF

Vorname und Name	Niels Bernd Liebehenschel
Geburtsdatum	07.01.1969
Geburtsort	Füssen
Staatsangehörigkeit	Deutsch
Familienstand	verheiratet
Eltern	Liebgunde Liebehenschel, geborene Schneeweiß, geb. 28.10.1943 in Glogau Kaufmännische Angestellte Bernd Liebehenschel, geb. 29.04.44 in Niederfinow Diplomingenieur
Schulausbildung	
1975-1979	Grundschule in Oberndorf a. N.
1979-1988	Leibniz-Gymnasium in Rottweil mit Allgemeiner Hochschulreife
Wehrdienst	
1988-1991	Sanitätssoldat in Stetten a. k. M. und Esslingen Stabsunteroffizier in Horb a. N. im Sanitätsbereich
10/2001	Übernahme in die Sanitätsoffizierslaufbahn
Studium	
1991-1998	Studium der Humanmedizin an der Eberhard-Karls-Universität in Tübingen
1993-2000	Studium der Zahnmedizin an der Eberhard-Karls-Universität in Tübingen
24.08.1993	Ärztliche Vorprüfung in Tübingen

23.03.1995	1. Abschnitt der Ärztlichen Prüfung in Tübingen
05.10.1995	Zahnärztliche Vorprüfung in Tübingen
2/1996-12/2002	Promotionsarbeit in der MIC Tübingen
09.09.1996	2. Abschnitt der Ärztlichen Prüfung in Tübingen
11.11.1997	3. Abschnitt der Ärztlichen Prüfung in Tübingen
10.05.00	Approbation als Zahnarzt
15.11.01	Approbation als Arzt

Praktika

2/1994	Famulatur in der Gynäkologie und Geburtshilfe in Füssen
3/1994	Famulatur in der Pädiatrie in Rottweil
9/1994	Famulatur der Inneren Medizin an der Universitätsklinik Eppendorf in Hamburg
9/1995	Famulatur in der Chirurgie im Bundeswehrkrankenhaus Kiel
1994-1995	1. Abschnitt der Sportmedizinischen Ausbildung
10/1996-2/1997	Praktisches Jahr in der Zahn-, Mund-, Kiefer- und Gesichtschirurgie in Tübingen
2/1997-9/1997	Praktisches Jahr in der Inneren Medizin und Chirurgie in Friedrichshafen
7/1999-10/1999	Zahnmedizinische Famulatur in Indien/Palamaner
10/2001	Hospitation in der Mund-, Kiefer- und Gesichtschirurgie des BWK Hamburg

Beruf

15.05.00-31.03.01	AiP in der allgemeinen Chirurgie im Städt. Krankenhaus Friedrichshafen
01.04.01-14.11.01	AiP in der Mund-, Kiefer- und Gesichtschirurgie der Universitätsklinik Freiburg
15.11.01-dato	Assistent und wissenschaftlicher Mitarbeiter der Mund-, Kiefer- und Gesichtschirurgie der Universitätsklinik Freiburg
1/2002	Aufnahme der zahnmedizinischen Promotionsarbeit im Forschungsbereich der Mund-, Kiefer- und Gesichtschirurgie Freiburg und AO Forschungszentrum Davos/CH

Wissenschaftliche Publikationen:

Paramandibuläre Pfählungsverletzung mit einem Steinmeißel: Ein Fallbericht
Dr. N. Liebehenschel, Prof. Dr. Dr. J. Düker, Dr. O. Fakler, Prof. Dr. Dr. R. Schmelzeisen
Quintessenz 54, 7, 707-711 (2003)

Das myxoide Liposarkom der Zunge als seltene Differentialdiagnose maligner Mundhöhlentumore: Ein Fallbericht
Liebehenschel N., Gellrich N.-C., Schmelzeisen R.
Int Poster J Dent Oral Med 2003, Vol. 5 No. 01 Pos. 158

Einführung in die zahnärztliche Chirurgie
Kapitel 18: Speicheldrüsenerkrankungen (Dr. N. Liebehenschel)
Urban & Fischer Verlag, März 2003

Sicherheit beim Trokareinstich in der endoskopischen Chirurgie
Dissertation (N. Liebehenschel)
ibidem Verlag, Dez 2002 (Universität Tübingen)

Biokompatibilität resorbierbarer Polymere in der Mund-, Kiefer- und Gesichtschirurgie
Eine evidenzbasierte Analyse
Dissertation (N. Liebehenschel)
ibidem Verlag, eingereicht

Calcification of the branches of the external carotid artery detected by panoramic radiography: a case report
Suarez-Cunqueiro MM, Duker J, Liebehenschel N, Schon R, Schmelzeisen R.
Oral Surg Oral Med Oral Pathol Oral Radiol Endod 2002 Nov;94(5):636-40

Biocompatibility of resorbable polymers in Oral and Maxillofacial Surgery
An evidence-based analysis
Dr. N. Liebehenschel., Prof. Dr. Dr. N.-C. Gellrich, Prof. Dr. Dr. R. Schmelzeisen
Eingereicht im Journal of Oral and Maxillofacial Surgery